GUÉRISON INFAILLIBLE

DANS TOUS LES CAS

DU

JAVART CARTILAGINEUX

(*vulgairement appelé* JAVART ENCORNÉ)

EN QUINZE JOURS

SANS OPÉRATION.

GUÉRISON INFAILLIBLE

DANS TOUS LES CAS

DU

JAVART CARTILAGINEUX

(*vulgairement appelé* JAVART ENCORNÉ)

EN QUINZE JOURS

SANS OPÉRATION,

42 observations consécutives par le même procédé,

PAR P.-F. MARIAGE,

Vétérinaire à Bouchain (Nord),

Vice-Président de l'Association vétérinaire des départemens du Nord et du Pas-de-Calais, Vétérinaire adjoint de l'arrondissement de Valenciennes, et Membre correspondant étranger de la Société de Médecine vétérinaire de Belgique.

Quand les faits parlent,
la theorie doit se taire.

VALENCIENNES,

Chez J. GIARD, Libraire, Grand'Place.

1847.

ANZIN, IMPRIMERIE DE BOUCHER-MOREAU.

AVANT-PROPOS.

De toutes les lésions qui affectent le pied des monodactyles, le javart cartilagineux était jusqu'à ce jour considéré, à juste titre, comme l'affection la plus grave et la plus difficile, puisque, dans le plus grand nombre de cas, on était obligé d'avoir recours à une opération délicate et très douloureuse, dont les suites pouvaient bien ne pas toujours être heureuses, ce qui demandait conséquemment, de la part du vétérinaire, beaucoup d'attention et de dextérité pour être bien exécutée.

Pour prouver cette assertion, et pour démontrer toute l'importance que mérite un pareil sujet, il suffit de dire que M. Renault, actuellement directeur de l'école royale vétérinaire d'Alfort, a publié, en 1831, un volume in-8°, sur le *Javart cartilagineux*, avec planche représentant l'opération.

Cet ouvrage étant un des meilleurs que nous possédions en médecine vétérinaire, on le consultera toujours avec avantage, pour ce qui a rapport à la description du fibro-cartilage du troisième phalangien et à son organisation, à la carie et aux causes qui la déterminent, ainsi que pour son diagnostic. Mais, pour ce qui y est dit du traitement et du pronostic, les raisonnemens et les indications qui y sont mentionnés cesseront d'être applicables, attendu que je viens faire connaître, dans mon ouvrage, un traitement nouveau, qui apportera, dans la cure du javart cartilagineux, un changement profitable à la science, et, partant, aux propriétaires de chevaux, pour lesquels la médecine vétérinaire a tant de sollicitude; de manière que l'on pourra joindre à ce travail celui de M. Renault, et les considérer comme un ouvrage complet, puisque, d'un côté, on trouvera une bonne description de la partie malade et ses lésions, et, de l'autre, le moyen de guérir, dans tous les cas, sans opération (1).

---

(1) Mon intention n'est pas de critiquer ce qu'a dit M. Renault, dans les articles de son ouvrage,

Depuis bientôt huit ans, j'ai découvert un moyen sûr pour guérir la carie partielle du fibro-cartilage du pied, par un médicament déjà connu dans la pharmacie vétérinaire, et je me suis appliqué à suivre l'action de ce topique sur cette sorte d'affection. Mais, avant de livrer ma méthode à la publicité, j'ai voulu être persuadé qu'elle pouvait être employée dans tous les cas de javarts cartilagineux, et qu'elle amenait constamment la guérison.

Cinquante-un chevaux, atteints de cette affection, à des degrés différens, ont été guéris par moi, quoique plusieurs de ces animaux

---

concernant le pronostic et le traitement de la carie du cartilage, car je reconnais que, jusqu'à ce jour, c'était, sur cette matière, le travail qui indiquait le mieux les diverses méthodes employées pour guérir, quoiqu'avec beaucoup de difficulté, cette affection.

aient déjà été traités pendant long-temps, sans succès, par mes confrères, d'après les moyens ordinaires, et, si je n'en ai point guéri davantage, c'est que d'autres cas ne m'ont point été présentés.

Lorsque j'ai été convaincu de l'infaillibilité de mon procédé, je me suis senti le vif désir de publier mes observations; mais, comme le nom d'un vétérinaire de province est fort peu connu, j'ai cru qu'il m'était indispensable d'ouvrir à cet effet une souscription. J'adressai donc à tous les journaux de médecine vétérinaire de France, et à celui de Belgique, un prospectus, à la suite duquel se trouvaient plusieurs certificats de mes confrères, et de plusieurs personnes recommandables (je me plais à en manifester ici toute ma reconnaissance aux uns comme aux autres) attestant la sincérité de son contenu. Aucun de ces journaux, excepté le journal belge, n'a voulu insérer ce prospectus dans son entier; comme je le demandais; ils ont pensé que cela pouvait porter atteinte à la dignité de la profession. Cependant, plusieurs de mes confrères ont fait, en d'autres temps, usage de ce mode de publication, sans que, pour cela, ils aient été critiqués par les journaux vétérinaires; c'est pourquoi j'avais cru pouvoir faire usage de ce moyen, sans nuire à la dignité de vétérinaire.

Les rédacteurs des journaux vétérinaires de France ont aussi refusé de croire à l'*infaillibilité* de ma méthode, et ont déclaré que, si on obtient quelquefois la guérison, on ne peut admettre, en règle générale, qu'elle est toujours possible.

Je répondrai à cela que, quand un moyen thérapeutique a toujours réussi, dans quelque cas qu'il se soit présenté, il est bien permis de le considérer comme *infaillible*, et, si je ne m'étais servi de cette expression, je me serais éloigné de la vérité, parce que ce mot *infaillible* représente exactement ma pensée, puisque, dans aucun cas, ce moyen ne m'a fait défaut. Du reste, l'emploi de mon procédé suffira pour lever tous les doutes à cet égard; car, dans toutes les circonstances, principalement en médecine, *les faits parlent plus haut que les meilleurs raisonnemens.*

GUÉRISON INFAILLIBLE

DANS TOUS LES CAS

DU

JAVART CARTILAGINEUX

SANS OPÉRATION.

Afin de bien nous entendre, et, pour éviter toute confusion, il est essentiel que j'explique la différence qui existe entre le *javart encorné* et le *javart cartilagineux*, que le vulgaire confond le plus souvent.

JAVART ENCORNÉ.

Le javart *encorné*, ainsi appelé parce qu'il a son siége sous la corne, consiste dans l'altération du tissu podophilleux, ou tissu feuilleté, du quartier de l'os du pied, quelquefois aussi d'une partie de l'os lui-même, et se montre vers le biseau du sabot, par la matière qui s'en échappe, détache plus ou moins la muraille, fait boiter considérablement l'animal qui en est attaqué, et nécessite toujours, pour en obtenir la guérison, l'enlèvement de la paroi à l'endroit du mal, en pratiquant ce que l'on nomme *l'opération du javart encorné*.

Cette opération, étant d'une exécution facile, est toujours suivie de succès, et demande un temps proportionné aux délabremens que l'on a dû faire, pour enlever toutes les parties désorganisées. Ce n'est point cette affection que je me propose de traiter dans le cours de ce travail.

JAVART CARTILAGINEUX.

Le javart *cartilagineux* est la carie partielle du fibro-cartilage de l'os du pied ; c'est de cette altération que je vais m'occuper.

Avant tout, je crois qu'il est indispensable de rappeler, le plus succintement possible, la disposition du fibro-cartilage, sa carie, sa marche, son diagnostic, son pronostic ; ensuite, je ferai connaître comment on obtient sa guérison, dans tous les cas, en quinze jours, sans opération ; et, pour preuve irréfragable, je donnerai un grand nombre d'observations consécutives de guérison par le même procédé.

Fibro-cartilages de l'os du pied. — On en compte deux pour chaque pied ; ils sont particuliers aux animaux solipèdes, tels que le cheval, l'âne et le mulet, et sont situés au bord supérieur et à la partie postérieure de chaque côté du troisième phalangien, sur lequel ils sont implantés, par leur bord inférieur, à l'endroit du quartier et du talon de la muraille.

On leur reconnaît une face externe convexe en rapport avec la peau, une face interne concave adhérant à l'articulation du second avec le troisième phalangien, au moyen d'un tissu cellulaire dense très abondant, et au milieu duquel se ramifient des vaisseaux profonds. On leur reconnaît aussi une partie moyenne, une extrémité antérieure se prolongeant en avant sur le ligament latéral antérieur, et une extrémité postérieure qui se confond avec le coussinet plantaire.

Leur organisation est fibro-cartilagineuse, c'est-à-dire qu'ils sont composés d'un parenchyme fibreux dans lequel est déposé une substance cartilagineuse, plus abondante, plus dure et plus cassante vers leur bord inférieur et leur extrémité antérieure, que vers leur extrémité postérieure.

Carie. — Il me serait impossible de donner

une meilleure description de la carie du fibro-cartilage du pied, que ne l'a fait M. Renault, dans son *Traité du javart cartilagineux*. Il s'exprime en ces termes, article *Carie*, page 12 :

« La carie est la terminaison la plus ordi-
« naire de l'inflammation du fibro-cartilage de
« l'os du pied. Quand on examine un cartilage
« sur lequel elle existe, on trouve des désor-
« dres toujours en rapport avec l'ancienneté et
« l'intensité de la maladie. Dans tous les cas,
« on remarque rarement que les portions qui
« ont subi la dégénérescence verte, qui consti-
« tue la carie, aient une étendue excédant celle
« d'une petite pièce de cinq sols; on ne saurait
« mieux les comparer qu'à la plumule d'un
« haricot; elles ont la forme d'une petite pla-
« que d'un vert-pomme, ordinairement alon-
« gée, et tenant aux parties saines du cartilage
« par celle de leurs extrémités, qui est la plus
« antérieure et la plus profonde. Les points du
« fibro-cartilage qui sont en contact immédiat

« avec la portion cariée, ont eux-mêmes une
« nuance d'un vert très pâle ou d'un blanc
« terne légèrement brunâtre ; mais, le plus
« souvent, cette exfoliation ne touche directe-
« ment le cartilage que par son extrémité fixe ;
« dans tout le reste de son étendue, elle en est
« séparée, isolée en quelque sorte, par un tissu
« rougeâtre mollasse, qui parait être du tissu
« cellulaire infiltré. Ce tissu tapisse tout le tra-
« jet fistuleux, depuis l'ouverture extérieure
« jusqu'au fond ; il semble destiné à mettre le
« cartilage qu'il revêt à l'abri de l'irritation
« qu'y produirait inévitablement le passage
« continuel du pus. Les parties qui avoisinent
« le cartilage sont plus ou moins tuméfiées. La
« fistule qui s'étend à travers, depuis le point
« carié, n'a pas toujours une direction droite,
« quelquefois elle se dirige, sans dévier, de
« dehors en dedans, jusqu'à une certaine pro-
« fondeur, puis tout-à-coup elle se courbe sous
« un angle plus ou moins obtus, et se prolonge

« de haut en bas, de manière à former diffé-
« rentes sinuosités »

Ces changemens de direction, qu'affectent assez souvent les trajets fistuleux, sont, ainsi que le fait observer M. Renault, la cause qu'il est souvent arrivé à des vétérinaires d'employer les caustiques à plusieurs reprises sans succès, parce que le cautère actuel ou potentiel ne pénétrant point jusqu'au fond de la fistule, à cause de ses sinuosités, on était obligé d'en venir à l'opération.

Marche de la carie. — Elle est en rapport avec l'intensité de la cause qui l'a produite, et le tempérament plus ou moins irritable de l'animal qui en est attaqué.

Causes. — Les causes qui occasionnent le javart cartilagineux sont les contusions que se donne l'animal, ou plutôt celles qu'il reçoit des autres chevaux placés près de lui étant au travail. Par exemple, il arrive très souvent qu'en tournant au labour, lorsque les chevaux sont attelés de front, celui qui se trouve placé au côté opposé que l'on tourne marche sur le pied de son voisin, soit que l'un ne tourne point assez vite, soit que l'autre tourne trop vite; toujours est-il que beaucoup de javarts, chez les chevaux des cultivateurs, proviennent de ces contusions. La carie est aussi produite par suite de piqûres sur le cartilage; elle arrive très souvent après une piqûre en ferrant, après une bleime un peu compliquée, située en quartier, à la suite d'un traitement de clou de rue pénétrant, quand on a été obligé d'appliquer pendant long-temps des ligatures sur la région du cartilage. On reconnaît encore comme cause assez commune du javart, les boues âcres qui occasionnent d'abord des javarts cutanés ou furoncles, et qui dégénèrent plus tard en javarts cartilagineux.

Diagnostic. — Le diagnostic du javart cartilagineux est on ne peut plus facile. Il s'annonce toujours par une tumeur, plus ou moins volumineuse, située, bien entendu, sur la région de l'un des cartilages du pied. La claudication est plus ou moins grande, suivant l'intensité de la cause qui l'a produite, le tempérament de l'animal, et l'endroit attaqué. C'est ainsi que plus le mal est près du biseau du sabot, plus aussi la boiterie est forte. La chaleur et la sensibilité de cette tumeur varient; on remarque en général qu'elles sont d'autant plus grandes que le mal est plus récent.

Quelques jours après que cette tumeur s'est déclarée, on observe qu'un ou plusieurs abcès s'ouvrent sur cet engorgement, mais on ne pourrait point encore prononcer affirmativement qu'il y a carie. Si cependant, après huit jours d'un traitement simple, il existe une ou plusieurs fistules, on peut certifier que la carie du fibro-cartilage a lieu. Je puis même dire, sans craindre de me tromper, que constamment, lorsqu'il y a eu pendant long-temps engorgement de la couronne à cet endroit, et qu'il y survient un abcès, le javart cartilagineux est inévitable ; je ne l'ai jamais remarqué autrement. On peut encore s'en convaincre au moyen de la sonde ; par son emploi, on reconnait la direction de la fistule et sa profondeur, qui est ordinairement de deux à quatre centimètres. Le pus qui en découle est souvent peu abondant et très remarquable en ce sens qu'il est clair, albumineux, et qu'il a beaucoup de ressemblance avec la synovie.

Il arrive aussi quelquefois que la fistule n'est point visible à l'extérieur, parce qu'elle existe en-dessous du biseau du sabot, même assez profondément ; alors, pour la découvrir, on est obligé d'enlever cette partie de corne ; mais souvent, c'est lorsque le javart cartilagineux est consécutif au javart encorné ou à une bleime ; presque toujours, dans ce cas, on a été obligé de faire l'extirpation, soit de tout le quartier ou seulement du talon.

Pronostic. — Je ne dirai point, avec les autres auteurs, que le javart cartilagineux est une maladie généralement grave, je ne dirai pas non plus que, de tous les javarts, ce soit le plus long et le plus difficile à guérir. Par le moyen que j'ai à lui opposer, son pronostic est tout-à-fait changé. Je dirai, au contraire, que le javart cartilagineux est maintenant une affection peu dangereuse et facile à guérir, quels que soient le pied et le cartilage attaqués, quelle que soit aussi sa position seulement, je ferai remarquer qu'on ne devra point confondre le pronostic que j'établis avec celui qui appartient aux bleimes, aux clous de rue, aux javarts encornés et aux mauvaises piqûres, qui sont des affections différentes, réclamant un traitement particulier, et qui deviennent fréquemment la cause occasionnelle de la carie du fibro-cartilage. Je n'entends donc parler que du pronostic du javart cartilagineux proprement dit.

Cependant, lorsqu'il y a écoulement de synovie, la maladie est plus grave, et l'on doit alors prendre beaucoup plus de précautions; j'indiquerai ces précautions ailleurs. Mais ce cas est extrêmement rare, il le sera encore plus, attendu que, quand il y a écoulement, c'est que le mal est très ancien, et que l'on a employé intempestivement, pour tâcher de le guérir, force caustiques, tels que du sublimé ou des pointes de feu appliquées plus ou moins adroitement, souvent par des maréchaux qui ignorent à quelle profondeur il est permis d'en faire usage. Mais, comme tout ces javarts cartilagineux, à deux, trois et même six mois de date, n'existeront plus, que tous ces moyens perturbateurs mis en usage, presque toujours sans succès, ne seront plus employés, puisqu'aussitôt la carie reconnue, quinze jours après, le cheval sera guéri, ce sera rarement que l'on aura à traiter des javarts cartilagineux avec complication d'épanchement de synovie.

Pour faire mieux ressortir le peu de gravité, dans le plus grand nombre de cas, de cette affection, les chevaux dont le service est d'aller au pas, tels que les chevaux des cultivateurs et des voituriers, pourront être utilisés pendant le traitement par le beau temps.

Traitement. — La première chose à faire, avant de traiter un animal atteint d'un javart cartilagineux, est de bien reconnaître la situation du mal, et le degré de chaleur et de sensibilité qu'il produit. Pour cela, on commence d'abord par couper les poils très près, sur toute la partie inférieure du membre, on nettoie bien la plaie, et, avec la sonde, on reconnaît la profondeur et la direction d'une ou de plusieurs fistules qui, existent toujours en cas de carie. Si la tuméfaction, la chaleur, la douleur et la boiterie sont grandes, il faut faire usage, pendant quelques jours, selon l'intensité de l'affection, des bains et des cataplasmes émolliens ; les bains seront pris une ou deux fois chaque jour, et faits avec une décoction de mauve, de graines de lin, ou simplement de son bouilli ; on emploiera pour faire les cataplasmes, la farine de graines de lin, ou des mauves cuites avec du son, et on mettra l'animal à la diète.

Après avoir employé ce traitement anti-phlogistique, pendant quatre ou cinq jours, quand la tuméfaction et la sensibilité de la partie malade l'auront exigé, on emploiera en injection dans la fistule la mixture astringente et escarotique de M. Villatte, dont voici la formule :

Prenez sous-acétate de plomb liquide, 128 grammes.
— sulfate de zinc cristallisé } de chaque,
— sulfate de cuivre clistallisé } 64 grammes.
— vinaigre blanc, un demi-litre,

Après avoir dissous les sels dans le vinaigre, on ajoute peu à peu le sous-acétate de plomb, et on agite le mélange.

Il faut avoir soin, avant de s'en servir, d'agiter la bouteille, car ce médicament se précipite facilement. Du reste, j'aurai occasion de revenir sur ce sujet.

Les objets nécessaires pour faire le pansement sont les suivans : 1° une petite seringue, dite à oreille, d'une valeur de quarante centimes environ, dont le corps de pompe a soixante millimètres de longueur, sur seize de diamètre, la canule la plus déliée possible ; 2° une petite tasse vernissée, pour déposer le médicament qui doit servir au pansement ; 3° une assiette, aussi vernissée, pour recueillir le médicament qui tombe, lors des injections, et, lorsqu'on remarque qu'il sort comme il est entré, on ne devra jamais employer des vases de métal, car ils seraient attaqués par les acides ; 4° une poignée d'étoupes, arrangée en plumasseau ; 5° une bande de toile, ayant un mètre de longueur sur vingt à vingt-cinq centimètres de largeur ; 6° et enfin un bout de ficelle pour lier la bande.

Pour procéder au pansement, après avoir préparé tous les objets que je viens d'énumérer, après avoir bien reconnu le nombre de fistules qui existent, leur situation, leur profondeur, leur direction, on prend la bouteille contenant la mixture, on la secoue fortement, et on en verse une partie dans la tasse ; ensuite, on en prend plein la petite seringue ; mais, dans la crainte que déjà le médicament n'ait déposé, on le renvoie avec la seringue plusieurs fois dans le vase, afin que le mélange soit le plus parfait possible.

La seringue ainsi chargée, et le pied malade levé par un aide, on injecte le contenu dans la fistule. On ne doit faire que deux injections, quand elles réussissent, c'est-à-dire lorsque la fistule est assez grande pour y introduire facilement la canule, et quand aussi l'animal reste tranquille.

Comme il arrive fort souvent qu'il existe deux', et même trois fistules au même javart, on remarque, presque toujours alors, qu'elles communiquent entre elles. Le médicament injecté par une fistule sortant par l'autre, il faut, dans ce cas, seringuer tantôt par un orifice, tantôt par un autre.

J'ai remarqué que les javarts cartilagineux à deux fistules, qui se communiquent, guérissent plus promptement que ceux à fistule unique. J'en donnerai l'explication théorique ailleurs.

Pour contraindre la mixture à suivre toutes les sinuosités que pourrait décrire la fistule, et afin qu'elle remplisse toutes les cavités ou clapiers, si toutefois il en existe, pendant que l'on seringue par une fistule, on bouche avec le doigt l'orifice de l'autre, et ce n'est que quand on remarque que la seringue ne fonctionne plus qu'on doit laisser échapper le liquide.

Lorsqu'un javart cartilagineux date de quelque temps, dans le plus grand nombre de cas, au premier, et quelquefois au second pansement, même en faisant deux fortes injections, il ne sort pas une seule goutte du médicament, et on remarque, dans tous les cas, qu'il s'échappe un peu de sang. Aux pansemens suivans, le liquide sort avec plus de facilité, soit par l'ouverture que l'on a injectée, soit par la fistule qui lui correspond, s'il en existe deux.

Il n'est pas toujours facile de reconnaître l'orifice de la fistule, quand la suppuration n'est point abondante. Cependant, en pressant autour de l'endroit où l'on suppose qu'elle existe, l'on remarque une gouttelette de pus, et c'est là qu'il faut introduire soit la sonde, soit la canule.

Les injections faites, on recouvre la partie malade avec des étoupes sèches que l'on enveloppe de la bande de toile, le tout maintenu avec la ligature passant d'abord sur la partie supérieure du sabot, ensuite ficelée et reportée dans le paturon.

Le pansement fini, il faut avoir soin, lorsqu'on remet dans la bouteille ce qui reste du médicament dans la tasse, et ce qu'on a pu recueillir dans l'assiette, d'en bien faire le mélange en faisant tourner le liquide dans les vases, et ne pas oublier de passer de l'eau dans la seringue, car, sans cela, le lendemain, le piston ne serait plus mobile.

On croira peut-être que l'injection de ce topique, composé de substances acides et de caustiques introduits à cet endroit où les vaisseaux et les nerfs sont si abondans, font souffrir considérablement l'animal, non-seulement immédiatement après la première injection, mais surtout lorsqu'on les a renouvelées pendant plusieurs jours: pas du tout; on est fort étonné de remarquer très peu de changement dans la manière d'être de l'animal; il remue bien tant soit peu le pied malade, pendant quelques instans, après le pansement; mais, si on le fait marcher, la claudication est très peu augmentée.

L'on doit faire le pansement une fois par jour, et se contenter de faire deux et quelquefois trois injections, selon le cas. Du reste, il serait très difficile d'indiquer ici combien d'injections on devra faire, attendu que cela dépend du nombre de fistules qui existent, de leur largeur, de leur profondeur, et qu'il faudra toujours en faire assez pour remplir les fistules convenablement.

Cependant, il arrive quelquefois qu'après dix à douze jours de traitement, on remarque qu'il sort, après avoir fait les injections, une assez grande quantité de sang; il faut alors suspendre ces injections, pendant deux ou trois jours, faire le pansement, en injectant dans la fistule de l'eau-de-vie, et tremper fortement le plumasseau d'étoupes, qui doit servir à recouvrir le mal, dans le même liquide. Si, lorsqu'on recommence à seringuer lá mixture, on remaque encore qu'il s'écoule du sang, il faut cesser tout-à-fait les injections médicamenteuses, et continuer, jusqu'à parfaite guérison, avec de l'eau-de-vie, car alors, le cheval peut être considéré comme guéri. Du reste, je le prouverai quand j'expliquerai le mode d'action du médicament, et mes observations viendront à l'appui de cette assertion.

L'on remarque, dans le plus grand nombre de cas, qu'il ne sort point de sang, après douze à quinze jours de traitement; on reconnaît, au contraire, qu'il devient très difficile de faire les injections, attendu que la fistule est bouchée, et que, si elle existe encore, la suppuration est nulle. Dans ce cas aussi, on peut considérer l'animal comme guéri.

Je crois qu'il est inutile de dire que, avant de procéder aux pansemens, il est essentiel de nettoyer la partie malade avec des étoupes sèches, et de comprimer tant soit peu la tumeur pour solliciter le contenu de la fistule à sortir.

J'oubliais de mentionner que, pendant les huit premiers jours de traitement, la suppuration est généralement plus abondante, le pus est blanc, clair, visqueux, mais on reconnaît déjà que la tumeur se ramollit, diminue, et que la boiterie est moins forte.

Pour bien comprendre comment la guérison a lieu par les injections, et s'expliquer l'action de la mixture, dans le cas de carie du fibro-cartilage de l'os du pied, il faut d'abord bien saisir ce que nous avons dit, à l'article *Carie*, que les portions du cartilage cariées excèdent rarement le volume d'une pièce de cinq sols, qu'on peut les comparer à la plumule d'un haricot, que cette exfoliation ne touche directement le cartilage que par son extrémité fixe ; que, dans tous le reste de son étendue, elle en est séparée, isolée, en quelque sorte, par un tissu cellulaire rougeâtre, mollasse, qui paraît être du tissu cellulaire infiltré; que ce tissu tapisse tout le trajet fistuleux, depuis l'ouverture extérieure jusqu'au fond, et semble destiné à mettre le cartilage qu'il revêt à l'abri de l'irritation qu'y produirait inévitablemennt le passage continuel du pus; que les fistules n'ont point toujours une direction droite, et forment, au contraire, différentes sinuosités.

Eh bien! les injections faites dans la fistule avec la mixture, dessèchent, macèrent, et détruisent les portions du cartilage qui ont subi la dégénérescence verte qui constitue la carie; une action corrosive insensible a lieu, et, par l'effet de l'introduction forcée du liquide, ces parties cariées, qui ne tiennent presque point au cartilage, se détachent facilement, sont éliminées quelquefois totalement, mais le plus souvent sous forme de petits filamens grisâtres, et si de plus grands ravages n'ont point lieu, à la suite de ces injections, ne peut-on point dire que c'est à cause que le trajet fistuleux, depuis l'ouverture extérieure jusqu'au fond, est tapissé par une membrane cellulaire qui protège le cartilage. Puisqu'elle a bien pour effet, ainsi que le dit M. Renault, d'empêcher l'irritation qu'y produirait le passage continuel du pus, pourquoi n'aurait-elle point aussi pour effet, cette membrane accidentelle et protectrice, d'empêcher le médicament de s'étendre ailleurs que dans le trajet fistuleux, et d'amener, étant insensiblement détruite elle-même dans sa substance par le topique, un bourgeonnement, suivi d'une bonne cicatrisation? Puis, n'importe quelle direction la fistule affecte, le liquide n'en suit pas moins tous les angles et les courbes qu'elle peut décrire. Seulement, si le morceau de cartilage carié, et le tissu infiltré qui l'enveloppe et tapisse la fistule, ne peut sortir par où on a seringué, il se forme plus tard, à l'endroit du fond de cette fistule sinueuse, un abcès, déterminé par l'amas des débris provenant de ces tissus mortifiés, et tout-à-fait détachés des parties saines. C'est ainsi que, lorsqu'on enlève les étoupes qui couvrent le mal, on remarque sur ces étoupes un dépôt composé de filamens grisâtres, sortes de détritus, presque secs et semblables à du fil que l'on aurait coupé par petits morceaux ; quelquefois aussi, on remarque, soit à l'orifice de la fistule, soit sur les étoupes, du tissu cellulaire infiltré, molasse, tout-à-fait semblable à celui qui enveloppe la portion cariée du tendon fléchisseur de l'os du pied, dans le cas d'un clou de rue pénétrant, et qu'on a tant de peine à tenir et à couper.

Tous ces filamens, toutes ces parcelles, que l'on trouve, soit dans le pus, soit isolément, ne sont autre chose que les débris, non seulement de la portion cariée, mais encore du tissu qui enveloppait et qui tapissait la fistule.

On ne dira point, je l'espère, que j'ai donné à dessein, et à ma manière, une explication de la carie du fibro-cartilage de l'os du pied, afin de faciliter le raisonnement théorique que j'avais à donner du mode d'action de la mixture dans la guérison du javart cartilagineux, sans opération, puisque j'ai déclaré, ainsi que je devais le faire, que j'avais copié textuellement M. Renault, à l'article *Carie*, dans son excellent *Traité du javart cartilagineux;* et, pour dire toute ma pensée à cet égard, il est impossible à qui que ce soit d'en donner une meilleure description, attendu qu'il est facile de reconnaître, dans l'explication qu'il en donne, que le travail à été fait la pièce pathologique en main.

Je dirai, en outre, qu'avant de connaître mon moyen, lorsque j'extirpais un fibro-cartilage du pied, j'étais fort étonné d'y rencontrer des lésions aussi petites, et je ne pouvais m'empêcher de me dire : Comment est-il possible qu'une si petite parcelle de cartilage cariée puisse occasionner un mal aussi grand, et causer des ravages aussi profonds ? Beaucoup de vétérinaires, je crois, ont fait la même remarque.

Mais le principal était de pouvoir atteindre le point carié par un autre moyen que l'extirpation complète de la partie malade.

1re OBSERVATION.

Le 20 février 1839, M. Jean-Baptiste Saint-Ghislain, cultivateur à Hordain, canton de Bouchain, me fit appeler pour donner des soins à un de ses chevaux qui était boiteux. A mon arrivée chez lui, il me fit voir une jument, sous poil baie, âgée de sept ans, affectée, depuis trois mois, d'un javart cartilagineux, situé à la partie moyenne et inférieure du cartilage externe du pied antérieur droit; pendant ces trois mois, M. Saint-Ghislain avait pansé son cheval lui-même, mais par des moyens inoffensifs, tels que cataplasmes, bains émolliens, eau-de-vie, etc. Enfin, il s'était contenté d'entretenir le mal dans un grand état de propreté, pensant qu'avec le temps, il aurait pu parvenir à le guérir, sans le secours du vétérinaire. Il était d'autant moins pressé d'obtenir sa guérison qu'en ce moment-là il n'en avait pas besoin. Mais comme le mal, au lieu de diminuer, s'aggravait, il prit le parti de me faire appeler.

Deux fistules se faisaient remarquer, l'une en plein milieu du cartilage, l'autre, tout-à-fait en bas, au-dessous du biseau de la muraille; je dus même en enlever un peu pour pouvoir passer la sonde : toutes deux avaient une profondeur d'environ cinq centimètres; un pus clair et filant sortait de ces fistules; la claudication était forte. Le propriétaire me dit que déjà plusieurs ouvertures avaient eu lieu, qu'elles s'étaient obstruées, et que d'autres avaient reparu aussitôt. Je lui déclarai que je ne trouvais d'autre moyen pour guérir son cheval que l'opération. Il s'y opposa entièrement, disant qu'il préférerait le voir mourir des conséquences de son mal que de le laisser opérer. Malgré les vives instances que je lui fis, je ne pus le décider à me le laisser opérer. Je lui fis remarquer aussi que, puisqu'il m'empêchait de mettre à exécution le moyen reconnu par la science pour être le plus sûr, il était inutile qu'il me fit appeler pour voir son cheval.

Toutefois, je consentis à chercher un autre moyen pour combattre cette affection.

Quelque temps auparavant, j'avais traité avec succès deux chevaux atteints de la carie du ligament cervical, à son point d'attache aux premières vertèbres dorsales, avec le topique sus indiqué, et, en y réfléchissant mûrement, je trouvai la plus grande analogie d'organisation entre le garrot et la partie du pied où est situé le fibro-cartilage, et c'est cette identité de texture qui m'a déterminé à employer le même moyen pour traiter le javart cartilagineux.

Je fis donc ma prescription et recommandai bien d'en faire l'application, une fois le jour, en pratiquant deux ou trois injections à chaque pansement, tantôt par une fistule, tantôt par l'autre, et recouvrant la partie malade purement et simplement avec une forte poignée d'étoupes.

Dans cette circonstance, j'étais tout-à-fait à mon aise. Je me suis dit : puisque mon client aime autant voir mourir son cheval que de le laisser opérer ; si, par le moyen que j'emploie, il arrive un accident, et qu'au lieu de guérir le mal, je ne fais au contraire que le compliquer, il n'aura aucun reproche à m'adresser, car ici, je l'assure, je n'étais aucunement certain du succès ; bien plus, je craignais que ce médicament, que je regardais comme très irritant, n'allât, par son contact avec les tissus profondément situés, les enflammer, les désorganiser, et enfin produire des ravages tellement grands que tout espoir de guérison ne devint impossible.

Le lendemain du jour de la première injection, 21 février, j'allai, comme on le pense bien, visiter l'animal, et, à mon grand étonnement, je ne vis rien d'extraordinaire, aucun symptôme anormal, décelant une action perturbatrice profonde, ne se faisait remarquer; j'ordonnai donc la continuation des injections une fois le jour, et deux ou trois fois plein la seringue, jusqu'à ma prochaine visite. Le 24, la suppuration étant plus abondante, le pus plus épais, l'engorgement de la partie malade et la boiterie sensiblement diminués, je prescrivis le même traitement. Le 28, un mieux très prononcé se faisait remarquer, quant au javart lui-même, mais une corde farcineuse, déterminée par l'absorption du topique irritant, s'étendait sur toute la face externe du membre, depuis le point malade jusqu'au garrot, et engorgeait toute la partie inférieure de la jambe jusqu'au genou. Je fis cesser les injections et prescrivis le mélange suivant: — Térébenthine de Venise, un hectogramme; huile de laurier, 25 grammes; sublimé corrosif, 12 grammes; faire une fois le jour, avec cet onguent fondant, une friction sur toute la région inférieure du membre engorgé, ainsi que sur la corde, recouvrir le javart avec un cataplasme émollient, renouvelé deux fois le jour, et donner pour toute nourriture de la paille et du barbotage.

Le 4 mars, après quatre jours de ce traitement, on remarquait un mieux très apparent, l'engorgement lymphatique était considérablement diminué, le javart était dans un état satisfaisant, quoique suppurant encore un peu. Je fis reprendre les injections jusqu'à ma première visite, en recommandant à M. Saint-Ghislain si quelque chose d'extraordinaire se faisait remarquer de m'en avertir de suite. Le 8, je fis une nouvelle visite, et je trouvai la jument dans l'état suivant : engorgement lymphatique considérablement diminué, suppuration des deux fistules presque nulle, la sonde ne pouvant plus pénétrer dans leur intérieur. Je considérai l'animal comme guéri; j'ordonnai qu'on augmentât graduellement la ration, et qu'on le promenât de temps en temps.

Je croyais bien que plus tard une fistule se déclarerait; mais point du tout, la jument est restée parfaitement guérie, et elle existe encore aujourd'hui chez M. Saint-Ghislain.

Le lecteur pense bien que je ne m'attribuai point du tout la cure de cet animal; au contraire, voici les réflexions que je fis : puisque le mal existait depuis long-temps, que déjà plu-plusieurs points du fibro-cartilage avaient été cariés, la nature aura tout fait, et je suis arrivé, me disais-je, juste au moment opportun pour en recueillir le succès; peut-être même ai-je entravé la marche vers une guérison qui eût été plus prochaine, si on ne m'eût point appelé.

Cependant, je pris la résolution d'employer le même moyen la première fois que l'occasion s'en présenterait, quelle que soit la position qu'occuperait le javart, afin de savoir si je pouvais me reconnaître pour l'auteur de cette cure ou non, et, dans l'affirmative, chercher à déterminer dans quels cas de carie du cartilage je devais en faire usage.

2me OBSERVATION.

Vers la fin d'avril 1839, un cheval hongre, nommé Châtelein, appartenant à M. Delorme, alors maître de poste au relais de Bouchain, était affecté d'un javart cartilagineux, situé sur le milieu du cartilage externe du pied postérieur droit, un pus jaune, albumineux, découlait d'une seule fistule qui était profonde. Je coupai les crins, et je mis la plaie dans un grand état de propreté, j'ordonnai de faire deux ou trois injections par jour avec le mélange, et je recouvris la plaie avec un gros plumasseau d'étoupes sèches et une bande pour le maintenir. Trois jours après, la suppuration était plus abondante, le pus avait plus de consistance et prenait une teinte grisâtre; après huit jours du même traitement, la suppuration était presque nulle, l'appui du membre était parfait, enfin tout faisait présager une guérison prochaine. Je prescrivis la continuation des injections, et, au bout de quinze jours, à compter de ma première visite, l'animal était parfaitement guéri.

3me OBSERVATION.

Le 1er octobre 1839, M. Sauvage, aubergiste à Iwuy, arrondissement de Cambrai, me fit appeler pour traiter un poulain boiteux; je remarquai qu'il était atteint d'un javart cartilagineux, situé à l'extrémité antérieure du cartilage externe du pied postérieur gauche; il existait deux fistules, une au bord inférieur du cartilage, et l'autre un peu plus haut, l'animal appuyait sur la pince, et boitait sensiblement; le maréchal-ferrant du village donnait déjà des soins infructueux à cet animal depuis quelque temps. Je fis, en présence de ce dernier, deux injections avec la mixture, et nous observâmes que les deux ouvertures communiquaient entre elles, attendu qu'en seringuant par une fistule le liquide sortait par l'autre. Je mis, comme d'habitude, des étoupes maintenues par une bande sur la plaie, et je priai le maréchal d'avoir l'obligeance de recommencer les injections chaque jour. Je visitai le poulain tous les deux ou trois jours, je le trouvai mieux chaque fois. Enfin, le 17 du même mois, le maréchal me fit observer qu'il lui était impossible de faire pénétrer le médicament, et que l'animal ne boitait plus du tout. Je permis à M. Sauvage de le faire travailler, et jamais le mal ne reparut.

4me OBSERVATION.

Dans le courant de l'année 1840, M. Théophile Risbourg, cultivateur et propriétaire à Rœulx, m'invita à voir un de ses chevaux, atteint d'une boiterie profonde. Une bleime suppurée existait au talon interne du pied antérieur gauche. La douleur était grande, le pied très sensible, et la fièvre intense. Je pratiquai la dissolure seulement à l'endroit où était situé le mal; j'enlevai les tissus malades et laissai saigner la plaie fortement; une saignée générale fut aussi pratiquée, et le pansement fait avec de l'eau-de-vie; je recouvris le pied d'un cataplasme émollient, et mis le cheval à la diète. Quatre jours après, les symptômes n'étaient point diminués, au contraire, le pus avait fusé au poil, le quartier était entièrement décollé, le bourrelet fortement tuméfié et comprimé par le sabot. J'abattis le cheval pour lui faire l'ablation du quartier. Une forte esquille existait à l'os du pied; j'en fis l'extraction; je coupai tous les tissus désorganisés ; je fis le pansement avec de l'eau-de-vie camphrée, et je continuai les adoucissans et la diète. La plaie a marché on ne peut mieux vers la guérison, puisque trente-cinq jours après l'opération l'animal était parfaitement guéri, pour ce qui est de la bleime et du javart encorné. Mais il existait toujours une tuméfaction, à l'endroit du cartilage, qui me faisait craindre le développement d'un javart cartilagineux.

Quelques jours plus tard, quand déjà on avait fait travailler le cheval, après l'avoir ferré avec un fer à planche, je remarquai qu'un abcès s'était formé, sur le point tuméfié, depuis long-temps. Je fis plusieurs pansemens simples avec de l'eau-de-vie, car si c'eût été seulement un abcès sous-cutané, et qu'il n'y eût point eu carie du cartilage, c'eût été l'affaire de quelques jours ; mais, voyant que le javart cartilagineux était évident, j'employai mon remède ordinaire, et toujours de la même manière. La cure ne se fit point attendre long-temps, car douze jours après l'animal était guéri.

Le sujet de cette observation est actuellement chez M. Leroy, fabricant de sucre à Marquette, mon client; et aujourd'hui, il serait impossible de voir de quel pied il a été atteint d'un javart.

5me OBSERVATION.

En 1841, M. Bruneau (Albert), cultivateur propriétaire à Lieu-Saint-Amand, canton de Bouchain, chez qui il y avait des relais de diligences, eut un cheval, sous poil noir, affecté au service du relais, atteint du même mal de pied que celui qui vient de faire le sujet de l'observation précédente. Il y eut aussi, chez lui, trois affections du pied bien distinctes, eu égard à la situation des altérations : premièrement une bleime, secondement un javart encorné proprement dit, et troisièmement un javart cartilagineux. La bleime et le javart encorné furent traités nécessairement par l'opération, et la carie du cartilage par mon procédé. Quinze jours de traitement suffirent pour guérir cette dernière affection.

6me OBSERVATION.

Une jument, sous poil gris ardoisé, appartenant à M. Eugène Marchant, cultivateur à Saulzoir, arrondissement de Cambrai, était affectée d'un fort javart cutané, envahissant tout le point correspondant au cartilage externe du pied postérieur gauche. La boiterie étant intense, des bains et des cataplasmes émolliens furent employés jusqu'au moment de la chute de la peau qui recouvre le cartilage, moins cependant le bourrelet, qui y est resté. Je fis faire les pansemens, avec des étoupes imbibées d'eau-de-vie, jusqu'à ce que je fusse assuré que la carie du fibro-cartilage était déclarée; car il eut pu arriver qu'il n'y eût que javart cutané, et que la complication du javart cartilagineux ne fût point survenue.

Quand la carie fut bien déclarée, que trois fistules profondes en attestaient l'existence, je fis seringuer la mixture dans les fistules et panser de la manière ordinaire. Vingt jours de traitement ont amené la guérison.

Il eut été absolument impossible, si je n'avais point possédé un moyen aussi héroïque pour guérir cette sorte d'affection, de pratiquer dans ce cas l'opération; car, si on l'eut faite, toute la peau qui recouvre le cartilage étant tombée en gangrène, moins le bourrelet, au premier pansement après l'opération, ce bourrelet serait aussi tombé inévitablement, puisque n'existant plus assez de tégument à cet endroit, pour lui donner la vitalité nécessaire, le quartier n'aurait pu se reproduire, attendu que le bourrelet est le régénérateur, la matrice indispensable du sabot ; et, en cas de guérison, le pied serait demeuré difforme, il aurait été impossible de lui appliquer une ferrure convenable, et assurément le cheval aurait été boiteux toute sa vie.

Cependant, il n'en a point été ainsi ; traité par mon procédé, le sabot est resté le même que celui du pied opposé; seulement, une grande cicatrice épidermique existe à l'endroit du cartilage, mais le sujet ne boite point du tout.

7me OBSERVATION.

M. Morelle (Henri), fabricant de sucre à Haspres, canton de Bouchain, avait acheté un vieux cheval de peu de valeur, pour l'atteler au manège de sa sucrerie, avec des bœufs. Quelque temps après, il s'aperçu que ce cheval était boiteux du membre postérieur gauche; il me le fit voir, et je remarquai que la boiterie était occasionnée par un javart cartilagineux, ayant deux fistules, l'une à la partie moyenne et inférieure, l'autre à la partie supérieure du cartilage.

Il me dit que, s'il était obligé de le laisser en repos pour le faire traiter, il préférerait le laisser tel qu'il était, et le faire abattre quand il ne pourrait plus s'en servir. Certain de mon moyen, les injections furent employées tous les jours, par M. Morelle, en laissant faire à ce cheval son service ordinaire; je ne le revis qu'un mois après, il était très bien guéri.

8me OBSERVATION.

Le 17 mars 1842, M. Dupont, cultivateur à Neuville-sur-l'Escaut, me fit voir un cheval affecté d'un javart cartilagineux, atteignant le cartilage externe du pied antérieur droit. Une fistule de deux centimètres de profondeur se faisait remarquer à sa partie antérieure et inférieure, la boiterie était presque nulle, puisqu'au moment où M. Dupont me faisait voir son cheval, il était attelé. Comme le mois de mars est le moment des ouvrages, il désirait, autant que possible, pouvoir continuer à s'en servir. Voulant savoir si je pouvais aussi bien obtenir la guérison, dans certains cas de javart et dans certaines conditions, en permettant aux chevaux de travailler, je n'ai point hésité à en donner l'autorisation, recommandant bien au fils de M. Dupont de faire lui-même les injections tous les jours, à midi, à la rentrée à l'écurie; de recouvrir le mal avec des étoupes, et une bande bien appliquée et de la manière que je lui démontrai; pendant les quinze jours qu'a duré ce traitement, le cheval a continué de travailler, et je n'ai fait que trois visites, encore ont-elles été inutiles, attendu que le mal a toujours marché vers la guérison.

9me OBSERVATION.

Après huit cures obtenues par l'emploi de mon médicament, il m'était bien permis d'avoir déjà quelque confiance en ce moyen simple et d'une exécution facile; j'en fis part à mes principaux cliens, dans les entretiens que j'eus avec eux, entre autres à M. Deslinsel, cultivateur distingué et maire de Denain. Étant un jour à Valenciennes, M. Deslinsel vit M. Péniau, maître de poste; ce dernier lui dit qu'il avait un de ses meilleurs chevaux de diligence atteint d'un javart cartilagineux, depuis au moins deux mois, et que tous les remèdes employés jusqu'alors avaient été infructueux; que M. Huart, son vétérinaire, ne connaissait plus d'autre moyen de guérison que l'opération.

M. Deslinsel lui apprit que je possédais un procédé, jusqu'alors infaillible, contre ce genre d'affection, et l'engagea beaucoup à me faire appeler pour visiter son cheval.

Le 3 avril 1843, je fus demandé par M. Péniau, il me fit voir un joli cheval hongre, gris rouan, âgé de six ans, atteint d'un javart cartilagineux au côté interne du pied antérieur gauche; l'animal boitait tout bas. Il existait une fistule postérieure et une dans le milieu du cartilage, la suppuration était abondante, le point malade fortement engorgé et douloureux; je prescrivis des cataplasmes de farine de graines de lin pendant deux jours, et je dis à M. Péniau d'envoyer son postillon chez moi, que je lui remettrais une bouteille contenant un liquide avec lequel il ferait à son cheval, par les deux ouvertures, deux et même trois injections par jour, et recouvrirait le tout d'un simple appareil, lui recommandant bien surtout d'en faire lui-même le pansement, attendu que ce moyen étant ma propriété, je tenais beaucoup à le conserver, jusqu'à ce que je juge à propos de le faire connaître.

Les pansemens furent faits, ainsi que je l'avais prescrit; je visitai l'animal, cinq ou six jours après, il allait déjà beaucoup mieux; le 19, je le revis de nouveau, il était guéri.

M. Péniau, qui m'avait donné sa parole d'honneur que le remède ne sortirait point de sa chambre, sinon pour le pansement, n'a point tenu sa promesse (que tout homme doit respecter); il a, malgré l'assurance qu'il m'en avait donnée, confié le traitement à M. Huart, et lui a expliqué comment il fallait qu'il fût traité.

Après la cure faite, il est resté du médicament, et M. Huart l'a fait analyser par M. Pesier, pharmacien-chimiste fort distingué de Valenciennes; celui-ci en a reconnu très facilement la composition, et, depuis lors, M. Huart a continué de s'en servir pour les chevaux de ses cliens, qui étaient atteins du javart cartilagineux (1).

10me OBSERVATION.

Par suite de contusions reçues au talon, une jument, appartenant à M. Devemy, cultivateur et fabricant de sucre à Avesnes-le-Sec, canton

---

(1) Ce n'est pas tant mon collègue que je puis blâmer pour sa conduite en cette circonstance, car, s'il y a eu inconvenance, c'est seulement de la part de M. Péniau. J'ai cru convenable de dire ces vérités, parce que M. Huart, mon collègue, a traité depuis lors plusieurs chevaux, atteints du javart cartilagineux, par l'emploi de cette méthode. J'en dirai quelques mots à la fin de cet ouvrage.

de Bouchain, fut affectée d'un javart cartilagineux. Une fistule avait lieu au tiers postérieur et au bord inférieur du fibro-cartilage; déjà, le mal existait depuis long-temps, sans pour cela empêcher le cheval de travailler; la suppuration était claire, limpide et glaireuse; des injections furent faites tous les jours avec la mixture. Pendant les six premiers jours, la claudication s'est augmentée, mais la partie malade ne s'est pas plus engorgée, quoique la suppuration fut plus abondante; un léger décollement du sabot avait lieu à l'endroit de la fistule, l'animal a cessé alors de faire son service. Confiant dans mon remède, je n'ordonnai pas moins la continuation des injections. Dans l'espace de dix-huit jours, la jument a été guérie.

Au moins six semaines après la guérison, étant à visiter d'autres chevaux, chez M. Devemy, je demandai à voir le pied du cheval que j'avais traité d'un javart. Je remarquai que l'ouverture produite par le décollement du sabot, dont j'ai parlé, était large, sans suppuration, mais que la poussière ou la boue pouvaient s'y introduire; je procédai à l'enlèvement de cette corne détachée, et je remarquai, à ma grande surprise, qu'une esquille, grosse comme une noisette, était logée dans cette cavité, et qu'une fausse corne avait poussé à l'endroit sur lequel elle était située; elle ne gênait conséquemment point la marche, attendu qu'elle ne reposait sur aucun tissu vivant.

11me OBSERVATION.

Une jument, appartenant à M. Despret (Vendémiaire), aubergiste près la porte de Bouchain, fut atteinte d'une bleime suppurée au talon interne du pied antérieur gauche, avec cerise, esquille, et inflammation de toute la partie inférieure du membre; après l'emploi de tous les moyens que j'ai indiqués dans ma quatrième observation, ce ne fut qu'après deux mois que j'obtins la guérison de cette bleime.

Comme il existait toujours un engorgement du fibro-cartilage, le javart cartilagineux était à craindre; en effet, c'est ce qui est arrivé, deux fistules se manifestèrent sur le cartilage, une suppuration, d'abord abondante, se déclara; j'employai les cataplasmes émolliens pendant trois jours, ensuite les injections du médicament tous les jours. Vingt jours après, la jument était remise à son travail.

12me OBSERVATION.

M. Bruneau (Camille), cultivateur à Lieu-Saint-Amand, canton de Bouchain, eut un cheval atteint d'un javart situé en talon; je lui permis de le faire travailler pendant tout le temps qu'a duré mon traitement ordinaire ; en huit jours le cheval fut guéri.

13me OBSERVATION.

Un autre cheval, appartenant au même propriétaire, fut affecté du même mal, mais ici la fistule existait au milieu du cartilage, et, comme c'était au moment où les travaux des champs sont le plus grands, on fit encore travailler l'animal pendant le traitement; il n'en fut pas moins guéri en fort peu de temps.

14me OBSERVATION.

M. Caullet, cultivateur et fabricant de sucre à Haspres, avait un vieux cheval, nommé *Mal-donné*, qui était atteint d'un javart cartilagineux, situé au fibro-cartilage externe du pied postérieur droit. Ce javart était le plus fort que j'aie jamais rencontré; tout le cartilage était atteint partiellement de carie, huit fistules au moins traversaient sa substance, il restait très peu de la peau qui le recouvre, la suppuration était abondante et la boiterie intense.

On avait relégué cet animal parmi les bœufs, on ne pensait pas même à me le faire voir; ce fut par hasard que, passant près de l'étable, je l'aperçus; comme on le pense bien, je fus tout enchanté de rencontrer un pareil cas. Il est bon de dire aussi que M. Caullet ne savait point que je possédasse un remède infaillible contre cette sorte d'affection; et, comme il connaissait toute la gravité de ce mal, que déjà il avait eu des chevaux atteints de javart cartilagineux, qu'il savait que, presque toujours, la guérison se fait attendre long-temps, que, le plus souvent, on doit en venir à l'opération; le cheval ne valant pas la peine qu'on fit pour lui aucun frais, il l'avait, pour ainsi dire, abandonné aux seules ressources de la nature; seulement, on lui administrait des soins de propreté.

Je demandai donc à M. Caullet, homme zélé pour la science, qu'il eût l'obligeance de me laisser traiter son cheval, lui disant que, s'il ne gérissait point, mes honoraires ne me seraient point payés, et que, possédant un remède qui ne m'avait point encore failli jusque-là, je serais bien aise de l'employer dans cette grave circonstance. Il y consentit de tout cœur. Je fis bien nettoyer la plaie, et mis en usage les cataplasmes de farine de graine de lin, pendant quatre jours; je confiai les injections du topique à un domestique intelligent, lui recommandant de nettoyer chaque fois la plaie avant de seringuer, et de faire les injections tantôt par une ouverture, tantôt par une autre; que je ne pouvais lui indiquer combien de fois plein la seringue il serait obligé d'employer, que cela dépendrait de la réussite des injections, attendu que l'animal ne serait pas toujours docile, mais que je tenais à ce que toutes les fistules fussent bien détergées, et, après cette opération, le tout recouvert d'une forte étoupade maintenue au moyen d'une bande fixée légèrement.

Un pansement fut fait chaque jour; à ma première visite, quatre jours après, la suppuration était toujours abondante, mais la claudication tant soit peu diminuée; on remarquait dans le pus des corps filamenteux de couleur grisâtre, plus ou moins volumineux, provenant des débris du cartilage. Les injections furent continuées de la même manière tous les jours; je recommandai aussi de laver toute la partie inférieure du membre, avant de procéder au pansement, quand elle serait malpropre, soit avec une décoction de mauves, d'eau de vaisselle, ou tout simplement d'eau tiède.

Dans ce cas, la guérison, comme on le pense

bien, se fit attendre plus long-temps, mais, de jour en jour, on remarquait un mieux sensible, annoncé par l'appui plus facile, l'engorgement moins grand, la suppuration diminuée sensiblement, tout enfin faisait présager que, cette fois encore, l'emploi de mon moyen serait couronné de succès.

Après un mois de traitement, ce cheval, pour ainsi dire abandonné, fut remis à la place qu'il occupait avant cet accident, et a continué à rendre les mêmes services à son propriétaire.

Ici, comme chez le cheval qui fait le sujet de la sixième observation, l'opération était impraticable; le tégument, qui recouvrait le fibro-cartilage carié, étant percé à plusieurs endroits (il existait à peine deux centimètres d'intervalle entre chaque fistule), l'obligation dans laquelle on se trouve de disséquer la peau pour extirper le cartilage eut amené inévitablement sa chute au premier ou au second pansement, par les raisons que j'ai données dans l'observation précitée.

15me OBSERVATION.

Le 20 décembre 1842, M. Caullet acheta un cheval, à la foire de Valenciennes, pour la somme de 600 francs; un mois après, on m'envoya chercher pour visiter cet animal, disant qu'il était fortement boiteux. A mon arrivée, je reconnus qu'il était atteint d'une bleime au quartier interne du pied antérieur gauche. La douleur étant très grande, la fièvre intense, je procédai immédiatement à l'enlèvement de toute la sole qui était encore adhérente sur toute la pince et le quartier opposé au mal. Je lui fis une forte saignée. Vu les symptômes alarmans, je promis de revoir mon malade le lendemain, pensant bien que le mal irait plutôt en augmentant, car, soit dit en passant, et pour me servir de la pensée de l'immortel Broussais, les symptômes ne sont jamais que les cris de douleurs des organes souffrans, et annoncent toujours le plus ou moins d'intensité de l'altération dont ils sont la véritable expression.

Le lendemain, le quartier du même côté était détaché. J'abattis le cheval, sans entraves, au moyen de petites cordes passées dans les paturons, et réunies par une autre corde. Je procédai à l'ablation de cette partie du sabot; je fis le pansement avec de l'eau-de-vie. Le surlendemain, je fus obligé d'enlever le reste du sabot, et, pour faire le pansement, je passai une lisière dans le paturon; je fis une onction de térébenthine sur toute la couronne, afin d'y faire coller les étoupes, et chaque fois que les cordons destinés au pansement arrivaient à la partie supérieure du pied, je les passais dans cette lisière, et ainsi, avec beaucoup de peine, je parvins, tant bien que mal, à recouvrir tout l'os du pied dénué de sabot. Cela fait, j'enveloppai le tout dans une botte de cuir.

A partir de cette dernière opération, la douleur devint moins grande et supportable (j'oubliais de dire que j'avais suspendu le cheval). Les pansemens furent faits tous les jours avec de l'engent digestif.

Le sabot, quoique plus petit, s'est régénéré facilement; six mois après, on put lui appliquer un fer. Les talons ont toujours poussé d'une force extrême, et la sole, que je faisais parer très souvent, atteignait une épaisseur des plus grandes; au bout de quelques jours, des abcès s'y faisaient remarquer, et son décollement avait lieu partiellement, quelquefois en pince, mais le plus souvent à la pointe de la fourchette.

Pendant ce long traitement, qu'a nécessité la chute du sabot, les liens, dont on a dû faire usage, ont comprimé tout le tour de la couronne; deux javarts cartilagineux eurent lieu successivement, je les combattis par l'emploi de mon remède; il a suffi de faire pendant huit jours deux injections par jour pour obtenir la guérison.

Si je n'eus point possédé un remède aussi puissant contre le javart, je n'aurais pu continuer à traiter ce cheval aussi long-temps; la complication de deux javarts cartilagineux au même pied auraient forcé le propriétaire à faire le sacrifice de son cheval.

16me OBSERVATION.

Une jument, appartenant à Mme veuve Lestoile, cultivatrice à Haspres, fut affectée d'un javart cutané, situé au talon du côté interne du pied antérieur droit; un traitement simple fut employé pendant quelques jours, la jument ne boitant plus, on la fit travailler.

Mais comme on s'apercevait que le mal, au lieu de guérir tout-à-fait, s'engorgeait, on me le fit voir. Une fistule assez profonde existait, le pus qui en découlait était verdâtre et gras, il y avait javart cartilagineux bien caractérisé. Je fis faire alors tous les jours des injections avec le mélange; je n'eus occasion de revoir ce cheval que quinze jours après; il était guéri.

17me OBSERVATION.

M. Risbourg (Étienne), négociant et propriétaire à Bouchain, avait un cheval extrêmement boiteux d'un javart cutané, situé sur le biseau du quartier du sabot, à la face interne du pied antérieur gauche; je fis appliquer des ognons cuits dans les cendres, mélangés avec de l'axonge, je saignai l'animal et le mis à la diète; quatre jours après, un énorme bourbillon se détacha par sa partie supérieure, mais adhérait encore par sa base à l'os du pied; je fus obligé d'enlever la muraille qui le recouvrait, et retranchai avec les ciseaux ce qui était détaché; j'attendis pour enlever le reste qu'il fût prêt à tomber de lui-même; des bains, des cataplasmes émolliens furent employés, et la plaie pansée avec de l'eau-de-vie; quelques jours après, un écoulement de synovie se fit remarquer, l'articulation du second avec le troisième phalangien était ouverte. Je continuai le même traitement pendant plusieurs jours; un mieux très apparent se fit remarquer, mais la synovie continuait toujours de couler. J'employai la pâte camphrée sur l'orifice par où s'épanchait la synovie, et, avant de commencer le pansement, j'eus soin de faire marcher l'animal. Malgré ce traitement, la carie du cartilage se fit observer, une fistule eut lieu plus haut, vers la partie moyenne. Comme dans ce cas il y avait complication, à cause que l'articulation était ouverte, j'hésitai long-temps avant d'oser faire usage de la mixture. Cependant, il fallut bien opter entre l'opération, devenue indispensable, et l'emploi du topique, jusqu'à ce jour-là infaillible entre mes mains. Je donnai, comme on le pense bien, la préférence à ce dernier, puisque à l'aide de l'opération, mise en usage dans cette circonstance, je ne pouvais assurer à mon client un plein succès.

Je fis donc deux injections de suite, je recouvris la plaie avec une forte étoupade, et par-dessus un cataplasme de farine de graines de lin. Une heure après, je fus revoir mon malade. La sensibilité chez lui était devenue plus grande, il remuait constamment le membre, la transpiration était forte, il y avait fièvre; mais ces symptômes ne durèrent que quelques instans.

Je ne fis, pendant huit jours, que deux injections tous les deux jours, et continuai les émolliens, malgré ce traitement, la synovie continuait toujours de couler.

Un jour, je fis remarquer cet écoulement de synovie à mon ami M. Averlan, médecin à Marquette, et lui fis part de l'inquiétude que j'avais sur la guérison de cet animal.

Les huit jours écoulés, j'employai les injections tous les jours, et je supprimai les cataplasmes ; l'écoulement synovial tarit insensiblement ; j'obtins la guérison après sept semaines de traitement.

Un mois après cette guérison, un nouvel abcès se déclara à la partie antérieure du cartilage ; le cheval boita jusqu'à ce que l'abcès fut ouvert ; une fistule, produite par la carie du cartilage, eut lieu ; quelques injections amenèrent la guérison, tout en permettant à l'animal de travailler sur le pavé.

Le cheval est encore aujourd'hui dans les attelages de M. Risbourg.

Je pense que, dans ce cas, si on avait eu recours à l'opération, la grande plaie, que l'on eût été obligé de pratiquer, eut certainement fait augmenter l'écoulement de synovie, et la guérison eut été moins certaine.

18me OBSERVATION.

Un autre cheval, appartenant au même propriétaire que celui qui fait le sujet de l'observation précédente, fut aussi atteint d'un javart cartilagineux, survenu à la suite d'un javart cutané situé en talon.

Quelques jours après la chute du bourbillon, un bouton noir, de la grosseur d'une lentille, se montra dans le milieu de la plaie, je passai la sonde dans son centre, et je reconnus qu'une fistule profonde existait à cet endroit.

Afin de bien m'assurer s'il y avait carie du cartilage, j'attendis quelques jours avant d'employer mon moyen, je me contentai de panser le mal avec de l'eau-de-vie (1); quand je fus

---

(1) Lorsque j'ai été convaincu que ce procédé amenait la guérison, dans tous les cas, du javart cartilagineux, à titre d'expérience, et afin que, si un

bien pénétré qu'il y avait carie, j'employai moi-même la mixture tous les jours. Six pansemens suffirent pour le guérir radicalement, et notez bien que le cheval aurait pu travailler pendant le traitement, si on en eut eu grand besoin.

19me OBSERVATION.

Un cheval affecté d'un javart cartilagineux, occupant le tiers postérieur du cartilage externe du pied postérieur gauche, appartenait à

---

jour je publiais mes observations, mes confrères n'aient aucun doute sur l'utilité de son emploi, j'attendais toujours que la carie fut bien caractérisée avant d'employer mon spécifique; du reste, à cette époque, je commençais déjà à jouer avec cette affection.

M. Paul (Auguste), cultivateur et voiturier à Bouchain; son fils traitait, depuis environ six semaines, sans connaître pourtant le mal qu'il cherchait à guérir. Quand il fut fatigué de ne point obtenir de résultat satisfaisant, il me fit appeler; je remarquai une petite plaie située sur la région qui correspond au milieu du bord inférieur du cartilage, au centre de cette plaie existait une ouverture fistuleuse dans laquelle la sonde pénétrait à trois centimètres environ de profondeur, le pus qui en découlait annonçait la carie du cartilage par sa consistance albumineuse. J'employai les injections tous les jours, et, le sixième, après avoir enlevé l'appareil, je remarquai, à l'orifice de la fistule, un morceau de cartilage carié, de couleur verte, que je retirai avec les pinces à disséquer. Dès ce moment, je considérai l'animal comme guéri. Je ne fis plus qu'une seule injection, et, les jours suivans, je recouvris la plaie avec des étoupes imbibées d'eau-de-vie. La claudication a cessé aussitôt, et le cheval a repris son service.

20me OBSERVATION.

Une vieille jument de labour, appartenant à M. Mallet, cultivateur et meunier à Thian, ayant des eaux aux quatres membres, principalement à ceux du devant, et offrant une quantité considérable de poireaux de diverses dimensions, fut aussi atteinte d'un javart cartilagineux, situé au cartilage externe du pied antérieur gauche. Deux fistules s'ouvraient à sa surface, l'une dans le milieu du cartilage, et l'autre tout-à-fait à son extrémité antérieure. Comme on avait grandement besoin du cheval, et attendu qu'il était de peu de valeur, on voulut qu'il travaillât tous les jours. On fit chaque jour deux, quelquefois trois injections dans les fistules; on mit un simple appareil, composé d'étoupes sèches et une bande de toile. On continua ce traitement pendant environ quinze jours, et l'animal fut guéri. Quelque temps après, une autre fistule reparaissant vers la base du cartilage, à son tiers postérieur, on fit de nouvelles injections. Cette fois, la jument fut guérie radicalement, et, après les travaux des champs, elle fut vendue à un conducteur de bateaux.

21me OBSERVATION.

M. Delcroix, cultivateur à Wavrechain-sous-Faulx, avait une vieille jument de labour atteinte, depuis environ deux mois, d'un javart cartilagineux, situé à la face interne du pied antérieur gauche. Deux fistules existaient; l'une vers le milieu tout-à-fait à la base, puisqu'il m'a fallu enlever un peu du biseau du sabot pour la découvrir; l'autre sous le pied en talon. La suppuration était assez abondante par la fistule supérieure, une seime, produite par l'écoulement continuel du pus, avait lieu à l'endroit de cette fistule; on fit des injections tous les jours par les deux ouvertures, et on remarqua qu'elles communiquaient entre elles. L'animal continua de faire son service. La cure fut un peu plus longue, vu qu'il m'était fort difficile de me rendre à la ferme juste au moment où la jument rentrait des champs. Si j'avais pu la voir plus souvent, c'eut été l'affaire de quinze jours, au lieu de trois semaines qu'il a fallu pour la guérir.

22me OBSERVATION.

Une bonne jument, très irritable, âgée de quatre ans, appartenant à M. Chevallier, alors aubergiste à Douchy, cassa son lien, rencontra dans l'écurie un fourchet dont une dent s'introduisit au tiers postérieur du cartilage externe du pied postérieur gauche, et à un travers de doigt du sabot.

La piqûre était profonde, la boiterie on ne peut plus forte et la fièvre intense. J'employai immédiatement la saignée et la diète. J'enveloppai le pied d'une bande épaisse, et je recommandai de l'arroser très souvent avec de l'eau fraîche. Après quelques jours, je remplaçai ce traitement (qui, du reste, produisit bon effet) par les émolliens. Plus tard, la carie du fibro-cartilage ayant lieu, j'employai les injections pendant quinze jours, et j'en obtins la guérison.

23me OBSERVATION.

M. Labrune, maître de poste à Bouchain, avait un cheval, affecté au service de la poste, qui fut atteint d'un javart cartilagineux, situé à la partie antérieure du cartilage interne du pied postérieur gauche. Deux fistules, communiquant entre elles, comme d'habitude, s'y faisaient remarquer, et laissaient couler un pus laiteux, annonçant la carie du cartilage; des injections furent faites, tous les jours, de la manière prescrite; le cheval, quinze jours après, reprit son service.

24me OBSERVATION.

Un cheval hongre, appartenant au même propriétaire, fut atteint d'un javart, situé à la base du cartilage interne du pied antérieur droit, et guérit en douze jours par mon traitement.

25me OBSERVATION.

Un autre cheval, appartenant aussi à M. Labrune, fut guéri d'un javart du pied postérieur droit, par le même procédé, en douze jours.

26me OBSERVATION.

Un cheval hongre, sous poil gris pommelé, faisant le service de la malle-poste au relais coupé de la pyramide de Denain, appartenant à M. Labrune, était atteint d'un javart cartilagineux, situé à la partie postérieure du cartilage externe du pied postérieur droit; la fistule était large et profonde. Pendant les gelées, qui durèrent assez long-temps, le cheval, quoique atteint de cette affection, n'en faisait pas moins son service; mais, quand le dégel arriva, il devint boiteux, et on fut obligé de le faire cesser de courir.

Le postillon le fit voir à M. Delcambre, vétérinaire à Denain, qui lui déclara que son cheval avait un javart cartilagineux, et qu'il lui conseillait beaucoup de le renvoyer à Bouchain; que là, on me le ferait traiter bien plus avantageusement que par lui-même, attendu que, pour le moment, je possédais seul un moyen pour guérir en peu de temps, sans opération, cette sorte d'affection.

Le cheval fut donc ramené chez M. Labrune; je lui fis moi-même la première injection, et recommandai de les continuer tous les jours. Huit jours après, j'eus occasion d'aller à la poste; je demandai qu'on m'amenât le cheval pour le panser; on me répondit qu'il venait de partir pour une course, parce qu'on manquait de chevaux; que, du reste, il continuerait probablement son service, attendu qu'il ne boitait plus du tout. La cure fut parfaite, vu que le cheval a toujours continué de travailler.

27me OBSERVATION.

Un cheval hongre, employé au service du cabriolet, appartenant à M. Edouard Lanvin, directeur des mines d'Azincourt, à Aniches (Nord), fut affecté de la carie du fibro-cartilage externe du pied antérieur droit. L'animal était boiteux depuis environ deux mois, divers traitemens furent employés par son vétérinaire, et des cataplasmes émolliens étaient au pied pour le disposer à l'opération, lorsque M. Lanvin apprit, par un de mes cliens, que je guérissais cette affection sans opération; ce dernier lui conseilla donc de me faire appeler.

Le javart présentait deux fistules à la partie antérieur du cartilage, une à la base et l'autre en haut; la couronne du côté externe, le boulet et la région tendineuse du membre étaient tuméfiés; le pus qui sortait des fistules était clair, albumineux et abondant, la boiterie assez forte.

Le cheval est entré à mon infirmerie, le 27 janvier ; aussitôt son arrivée, je fis usage pendant deux jours de cataplasmes émolliens pour faire disparaître la douleur qu'avait produit la marche, puis je mis le pied dans le plus grand état de propreté, et fis deux injections dans chaque fistule avec de la mixture ; il n'en sortit point une seule goutte ; je recouvris la plaie de la manière indiquée, et remis l'animal à sa place ; tous les jours, le même pansement fut fait une fois le jour ; après onze à douze jours, la claudication et la suppuration étaient presque nulles ; mais, en sondant la fistule inférieure, on sentait un corps mou, mobile, qui en obstruait l'orifice, et, saisi avec les pinces, on remarquait qu'il vacillait dans sa cavité en le remuant. J'agrandis donc l'ouverture, et je retirai une espèce de pelotte, de couleur grisâtre, composée de filamens se détachant avec facilité les uns des autres. Je fis, dans l'intérieur de cette cavité, quelques injections détersives avec de l'eau-de-vie, et je recouvris le mal avec des étoupes trempées dans le même liquide. Je continuai ce traitement simple jusqu'au 16 février, époque à laquelle le cheval fut remis, parfaitement guéri, à son propriétaire.

28me OBSERVATION.

Un beau cheval hongre, appartenant à MM. Gaignot frères, meuniers-négocians à Noyelles-sur-Selle, fut piqué par un corps quelconque très pointu, qui s'introduisit à la partie inférieure du pied, dans le tissu réticulaire du quartier externe du pied antérieur gauche. La claudication était très grande; j'enlevai autour de cette piqûre le plus de sole possible, et j'amincis tout le reste à consistance de pellicule. Malgré cette précaution, le surlendemain la boiterie était encore plus forte; le pus avait fusé sous le sabot jusqu'au poil. Je ne pus éviter de faire l'ablation du quartier; j'abattis en conséquence l'animal; une forte esquille de l'os du pied existait sous le quartier; je l'extirpai, et je rendis le tout à l'état de plaie simple (pansement avec de l'eau-de-vie, saignée, diète sévère).

Le traitement de cette affection a duré environ deux mois, et cependant rien n'a entravé sa marche vers la guérison. Quand l'animal fut tout-à-fait guéri, que déjà il travaillait au moyen d'une ferrure convenable, la région du fibro-cartilage, qui était toujours restée engorgée, s'abcéda au milieu; je fis faire sur cette partie (en attendant le moment de savoir s'il y avait carie) le pansement avec des étoupes imbibées d'eau-de-vie camphrée, car il aurait pu arriver qu'il n'existât qu'un abcès sous-cutané.

Lorsque je m'aperçus que la suppuration continuait toujours, que l'ouverture ne tendait aucunement à se cicatriser, qu'au contraire, le pus annonçait que la carie existait, je fis faire, par le maréchal-ferrant, des injections chaque jour avec le topique; après avoir pansé le cheval de cette manière, pendant huit jours, la guérison fut parfaite, et il rend encore à MM. Gaignot les mêmes services qu'auparavant.

29me OBSERVATION.

Il y a quelques années, M. Dayez, cultivateur à Saint-Saulve, près Valenciennes, fit une vente de chevaux, parmi lesquels il s'en trouvait un atteint, depuis deux mois, d'un javart cartilagineux, et pour la guérison duquel on avait déjà essayé plusieurs moyens, excepté l'opération.

Ce cheval fut acheté par un cultivateur de la commune de Bruay, et le traitement fut alors confié à M. Meilhan, vétérinaire en chef de l'arrondissement de Valenciennes.

Comme j'avais fait part à mon confrère que je possédais un moyen sûr pour guérir cette affection, sans opération, il engagea son client à amener son cheval chez lui, un jour que je devais m'y rendre. J'examinai le pied, et je reconnus qu'en effet il avait un javart, arrivé à un tel degré de gravité qu'on eût, sans hésiter, proposé l'opération.

J'envoyai à M. Meilhan, mon ami, une bouteille contenant le médicament, sans toutefois lui dire de quoi il était composé, lui recommandant seulement de faire deux et même trois injections par jour dans les deux fistules qui existaient à la partie antérieure du cartilage.

Quand mon collègue eut occasion de me revoir, il m'apprit avec satisfaction que son boiteux avait guéri en moins de quinze jours.

Ce cheval fut revendu, quelque temps après, 600 francs.

30me OBSERVATION.

M. Laurent, marchand de chevaux et loueur de voitures à Valenciennes, eut aussi un cheval atteint d'un javart cartilagineux, que M. Meilhan traita de la même manière et qu'il guérit.

31me OBSERVATION.

M. Poteau, de Saint-Vaast-là-Haut, près Valenciennes, confia aussi aux soins de M. Meilhan un cheval atteint d'un javart cartilagineux, qui fut guéri, en peu de temps, par le même procédé.

32me OBSERVATION.

M. Glineur, commissionnaire de roulage de Valenciennes à Lille, avait un cheval de forte taille, d'une valeur de 800 francs au moins, affecté d'un javart, qu'il confia d'abord aux soins de M. Séon, vétérinaire à Lille; mais ce dernier, voyant que l'opération était indispensable, en avertit M. Glineur, qui préféra ramener son cheval chez lui, pour le faire traiter, afin de faire moins de frais.

M. Glineur fit alors appeler M. Meilhan pour le visiter, et, comme je me trouvais à Valenciennes en ce moment-là, nous allâmes le voir ensemble.

L'animal marchait très difficilement; on eut beaucoup de peine pour le faire arriver jusque dans la cour, tant la fatigue qu'il avait éprouvée, pour faire le voyage de Lille à Valenciennes, lui avait causé de mal. Toute la partie inférieure du membre antérieur droit, jusqu'au-dessus du genou, était tuméfiée, et présentait une forme cylindrique. La carie occupait le cartilage externe, trois fistules s'y faisaient remarquer : l'une, grande, dans laquelle on pouvait facilement introduire le petit doigt, était située à la base de la partie antérieure du cartilage; les deux autres, plus petites, se trouvaient plus haut. Un pus abondant, jaune, collant, s'épanchait sur le sabot.

Comme ce cas, ainsi qu'il est facile de s'en apercevoir, était grave, je demandai qu'on m'amenât ce cheval chez moi, afin de pouvoir le traiter moi-même. On y consentit, et nous prescrivîmes l'usage des cataplasmes émolliens, pendant plusieurs jours, avant de lui faire entreprendre le trajet de quatre lieues, distance de Valenciennes à Bouchain.

Le cheval est entré à mon infirmerie, le 19 mai 1845; à son arrivée, je continuai les cataplasmes de farine de graines de lin, pendant deux jours; le troisième, je commençai les injections, j'en fis quatre sans qu'il s'échappât une seule goutte du liquide, seulement, après chaque seringuée, il sortait un peu de sang; je recouvris le tout avec des étoupes et une bande. Pendant sept jours, je fis le même traitement, mais le sang ne se faisait plus remarquer après les injections. Le huitième jour, il s'échappa encore un peu de sang; je suspendis les injections pendant deux jours, et je substituai au médicament de l'eau-de-vie, tant en injections que pour l'étoupade. Le onzième jour, je recommençai à injecter la mixture jusqu'au quatorzième, époque à laquelle ce cheval, qui faisait le désespoir de son propriétaire, fut guéri.

Cinq ou six jours après son arrivée à Valenciennes, le cheval reprit son service sur Lille, et M. Séon, qui eut encore occasion de le revoir, fut fort étonné d'une aussi prompte guérison sans opération (1).

(1) Tous ces détails, concernant M. Séon, vétérinaire à Lille, relatifs au cheval en question, m'ont

33me OBSERVATION.

Une jument hors d'âge, appartenant à Mme veuve Bottin, cultivatrice à Thiant, canton de Valenciennes, fut atteinte, à cause de l'âcreté du fumier, de plusieurs javarts cutanés, dont l'un était situé sur le tégument qui recouvre le cartilage interne du pied postérieur gauche.

Le fibro-cartilage devint malade, la carie eut lieu, le javart cartilagineux se déclara.

Ce fut à la fin de septembre de l'année 1845, que cette jument fut atteinte de ce mal. Il y avait deux fistules, l'une située à la partie postérieure du cartilage, et l'autre vers le milieu ; la bête boitait un peu ; mais comme, dans

---

été communiqués par M. Glineur ; il a même ajouté qu'un vétérinaire en premier, alors en garnison dans cette ville, avait aussi vu ce cheval, avant et après sa guérison, chez M. Séon, et qu'il fut aussi surpris de le voir guéri si tôt.

ce moment-là, Mme Bottin avait grandement besoin de tous ses chevaux, je lui conseillai de la faire travailler, jusqu'à ce qu'elle eût fini le plus fort de ses ouvrages, et alors de me l'envoyer pour la traiter.

La jument est entrée à mon infirmerie le 11 octobre. La fistule postérieure était cicatrisée, et une autre existait, conjointement avec celle du milieu, à la base du cartilage. Je commençai par faire des injections dans les deux fistules, et j'enveloppai le pied ; tous les jours, je fis le même traitement. Le 25, l'animal boitait encore un peu, mais la suppuration étant de bonne nature, et n'observant plus dans sa composition aucun débris de cartilage, je cessai de seringuer, et j'écrivis à Mme Bottin qu'elle pouvait envoyer chercher son cheval, que le mal suppurait encore, mais qu'elle n'avait rien à craindre, attendu que les soins de propreté suffiraient pour compléter la guérison, tout en le laissant travailler.

34me OBSERVATION.

Un cheval entier, appartenant à Mme veuve Pruvost, de la commune de Saulzoir, canton de Solesmes, avait, au milieu du fibro-cartilage externe du pied antérieur gauche, un javart, depuis au moins deux mois; l'animal faisait cependant toujours son service, malgré la carie et la suppuration qui le faisaient boiter.

On amena ce cheval chez moi; après l'avoir traité pendant huit jours, il fut bien guéri, par l'emploi de la mixture.

35me OBSERVATION.

M. Charles-Émile Panien, cultivateur et brasseur à Iwuy, près Cambrai, eut, dans le courant de 1846, une jument affectée d'un javart cartilagineux situé à la face interne du pied postérieur gauche.

Le maréchal du village, qui le traitait, eut la hardiesse de lui enfoncer des pointes de feu dans les ouvertures. Quatre mois s'étaient écoulés, et le cheval était encore plus boiteux que jamais.

Vu la situation de son cheval, M. Panien me le fit visiter; je remarquai trois fistules; deux, qui avaient été cautérisées, existant à la partie antérieure du cartilage; l'autre, plus récente, dans le milieu.

J'engageai M. Panien à m'envoyer son cheval, en lui persuadant que, quinze jours après, je le lui renverrais guéri, attendu qu'un grand nombre de cas pareils s'étaient déjà présentés dans ma pratique, et que, constamment, j'en avais obtenu la guérison en fort peu de temps.

Le médicament injecté par une fistule communiquait par les deux autres, et, pour que le liquide remplit toutes les sinuosités que ces fistules décrivent ordinairement, j'en bouchai deux avec les doigts, et je seringuai par la troisième. Je n'employai cette manière d'injecter que de temps en temps ; le plus souvent, je procédais sans les boucher.

Ainsi que je l'avais prédit, je fus assez heureux pour guérir ce cheval dans l'espace de temps que j'avais indiqué.

26me OBSERVATION.

Un cheval hongre, appartenant à M. Olivier d'Aveluy, était boiteux d'un javart cartilagineux. Depuis plus de six mois, il n'avait point été attelé, et on le traitait sans succès. M. Fardelle, maire de la commune d'Hordain, et beau-frère de M. Olivier, m'écrivit un jour, me priant d'aller voir ce cheval, et de donner mon avis sur sa position.

On me fit voir un cheval hongre dans l'état suivant.

Un javart existait sur le cartilage externe du pied antérieur gauche; une fistule de trois centimètres avait lieu au bord inférieur et au tiers antérieur du cartilage, une autre à sa partie moyenne. Le pus qui en sortait était collant, grumeleux; le sabot malade était beaucoup plus gros que l'autre et cerclé; les talons surtout étaient très hauts.

L'épaule gauche avait éprouvé une émaciation très marquée, parce que l'appui sur ce membre ne se faisait presque plus depuis longtemps. La claudication était extrême.

Je déclarai au propriétaire que je ne pouvais traiter son cheval que chez moi; conséquemment, qu'il fallait, malgré sa situation et les trois lieues et demie qu'il avait à parcourir, me l'envoyer.

Aussitôt son arrivée, je fis parer le pied à fond, j'enlevai les cercles qui existaient, je mis la plaie dans un grand état de propreté, je sondai bien les fistules pour reconnaître leur direction, et j'employai les cataplasmes émolliens pendant vingt-quatre heures, afin de pouvoir enlever toute la crasse; ensuite, je mis en usage les injections avec la mixture. Après dix jours de ce traitement, il s'ouvrit un abcès tout-à-fait à la partie antérieure du cartilage. Je coupai avec les ciseaux les bords de cet abcès, et j'introduisis dans son intérieur une mèche trempée dans de l'eau-de-vie; je continuai d'injecter le topique par les deux fistules primitives, et, pour rappeler la vitalité et l'action nutritive dans le membre amaigri, je fis faire tous les jours des frictions sur tout le membre avec un mélange d'eau-de-vie et d'essence de térébenthine; quelquefois aussi, dans le courant de la journée, on faisait des frictions sèches, et, à chaque pansement, je graissais toute la muraille et la sole avec de l'onguent de pied. On avait soin de promener l'animal tous les jours, sur un terrain doux, soit avant, soit après le traitement.

Le cheval est entré à mon infirmerie le 20 avril; il en est sorti guéri le 6 mai suivant.

Je conseillai d'employer l'animal à un travail léger, ou de le mettre en liberté dans une prairie, afin de remettre l'épaule émaciée dans son état normal.

J'eus occasion de revoir ce cheval, environ six semaines après, il ne boitait presque plus.

37me OBSERVATION.

M. Fauville, cultivateur et fabricant de sucre à Neuville-sur-l'Escaut, avait un cheval entier, hors d'âge, aveugle, qui eut le talon du pied antérieur gauche coupé par la bordure d'un pavé. Quelques jours après, il se forma à la place de cette coupure un gros bourbillon, qui, avec le temps, se détacha. La plaie convenablement nettoyée, l'usage de l'eau-de-vie suffit pour le guérir.

Long-temps après, quand déjà le cheval avait repris son service, on s'aperçut qu'il boitait davantage ; on me le fit voir. Je remarquai qu'il y avait au milieu du cartilage une fistule qui suppurait assez fort, d'un pus dont la ressemblance avec la synovie (moins cependant la tendance à se coaguler) me confirma que la carie existait.

On m'envoya le cheval; je fis tous les jours deux ou trois injections, et je recouvris le mal de la manière ordinaire, avec des étoupes sèches et une bande. L'animal ne fut que huit jours chez moi pour être très bien guéri.

38me OBSERVATION.

L'administration des messageries générales de France (Laffitte, Caillard et Cie) eut un cheval hongre, âgé de sept ans, faisant le service du relais de Rouvignies, atteint d'une seime au quartier externe du pied antérieur gauche. L'application d'une bande que l'on a dû faire, pour traiter cette seime, occasionna, pour être restée trop long-temps sans être renouvelée, l'engorgement de la région du fibro-cartilage du pied, la peau fut même coupée par cette bande.

Un javart cartilagineux se déclara, le cheval fut traité pendant trois mois, et on ne put en obtenir la guérison.

Fatigué d'un pareil état de choses, M. Lebrun, inspecteur principal des messageries, me rencontrant un jour à la poste de Bouchain, me pria d'aller visiter ce cheval, et, à mon retour, de lui écrire pour lui rendre compte de sa situation, et lui dire s'il était guérissable ou non; on m'en offre 55 fr., je le donnerai pour ce prix, me dit-il, plutôt que de le voir toujours dans le même état.

Le javart présentait une fistule à la base du cartilage, et une un peu plus haut antérieurement. La claudication était forte, enfin l'opération, pour tout autre vétérinaire, était indispensable.

On amena le cheval chez moi, j'employai de suite les injections; et, comme toujours, les deux fistules communiquaient entre elles; je faisais tous les jours, dans chaque fistule, deux injections; cependant, quelquefois je me contentais d'en faire une, lorsqu'elle réussissait bien.

Après douze jours de traitement, par les injections de la mixture, il se forma un abcès vers le tiers postérieur du cartilage, j'y introduisis des étoupes trempées d'eau-de-vie, et par-dessus un plumasseau. Le quatorzième jour, on reconduisit le cheval au relais; je prescrivis de faire le même traitement pendant huit jours, temps nécessaire pour la cicatrisation de l'abcès, et pour qu'on pût considérer l'animal comme guéri.

39me OBSERVATION.

A la suite d'une bleime, située sous la sole du quartier interne du pied antérieur gauche, une jument, appartenant à M. Jules Coquelle, de la commune de Masteingt, fut affectée d'un javart cartilagineux. Une fistule profonde existait près du biseau du sabot, vers le milieu du cartilage; une autre fistule s'ouvrait en talon, au-dessous du pied, et communiquait avec la fistule supérieure.

La jument fut amenée dans mon infirmerie, et traitée, au moyen des injections, avec la mixture sus indiquée. Je fis le traitement pendant quatorze jours, et le cheval fut guéri.

Mais, environ dix à douze jours après, un abcès s'ouvrit sur le milieu du cartilage. Un pansement, fait chaque jour avec de l'eau-de-vie, suffit pour amener une parfaite guérison, sans pour cela empêcher l'animal de travailler.

40me OBSERVATION.

Ayant été appelé en consultation par M. Dhaussy, cultivateur et fabricant de sucre à Artres, près Valenciennes, pour des chevaux malades à la suite de la castration, comme il venait d'apprendre, depuis peu, que je possédais un moyen particulier pour guérir le javart cartilagineux, en fort peu de temps, sans opération, il me fit voir un très beau cheval, sous poil gris ardoisé, atteint de cette affection, depuis quatre mois, au cartilage externe du pied postérieur gauche.

On avait employé différens moyens pour le guérir, et, tout récemment, on venait de lui appliquer une pointe de feu dans une fistule située au milieu et à la base du cartilage, à l'endroit où il se confond avec l'os du pied.

Le cheval arrivé chez moi, j'employai, comme pour les autres, les injections; plus, je fis une mèche que je trempai dans la mixture et que j'introduisis dans l'ouverture qu'on avait faite avec la pointe de feu. Pendant huit jours, je fis le même traitement, et il se détacha du fond de la plaie une esquille du volume d'une pièce de 50 centimes; je continuai jusqu'au douzième jour à seringuer et à introduire la mèche; mais ensuite, m'apercevant que le fond de cette plaie était d'un bel aspect, j'y injectai de l'eau-de-vie et recouvris le mal avec des étoupes trempées dans le même liquide.

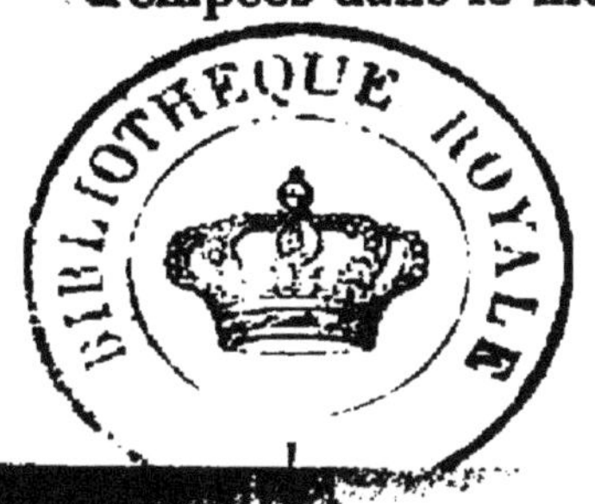

Ce cheval a été vingt jours chez moi pour être guéri parfaitement.

41me OBSERVATION.

M. Jacquart fils, marchand de chevaux à Marquette, avait acheté, à la foire de Saint-Quentin, un cheval hongre, âgé de neuf ans, atteint d'un javart cartilagineux, situé au côté externe du pied antérieur gauche. Un cultivateur de la commune d'Abancourt fut pour l'acheter; mais, avant de conclure le marché, il voulut que ce cheval fut visité par moi ; il vint donc à Bouchain avec le domestique du marchand de chevaux.

Je déclarai que l'animal était affecté d'un javart depuis environ trois à quatre mois, à en juger par la corne du sabot; que, pour moi, il était guérissable, sans opération, dans un délai de quinze jours; mais que, pour en faire le traitement, il fallait nécessairement me le laisser ; et, pour sa garantie, je m'engageai envers lui, comme envers les autres qui m'en amenaient, à ne recevoir aucun honoraire, si je ne parvenais à le guérir. Malgré cette promesse, le cultivateur n'acheta point ce cheval, attendu qu'il lui en fallait un pour s'en servir tout de suite.

Je ne voulus point laisser passer cette occasion, non seulement pour les bénéfices que je pouvais tirer de cet animal, mais aussi pour avoir le plaisir de compter une observation de plus. En conséquence, j'en offris 100 fr., et le marchand me l'envoya.

Il existait au milieu du cartilage une plaie large comme une pièce de 2 fr. (j'oubliais de dire que le marchand avait recouvert toute la tumeur avec de la poix), et à son centre une fistule extrêmement étroite, laissant passer à peine une sonde bien déliée. Cependant, on reconnaissait qu'une fistule devait exister là; car en pressant la tumeur, il sortait du pus filant et limpide de cet endroit.

Les deux premiers pansemens furent faits avec beaucoup de difficulté; mais, au troisième, l'ouverture s'agrandit, la suppuration devint plus abondante jusqu'au douzième et treizième jour; néanmoins, l'animal ne boitait presque plus, quoique j'observasse un point plus dur, arrondi vers le tiers postérieur et supérieur du cartilage. Le seizième jour du traitement, un abcès s'ouvrit à la place de cette tumeur, je retirai du fond de cet abcès une substance grisâtre, semblable à celle que je retirai du pied du cheval qui fait le sujet de la vingt-septième observation. Je détergeai l'intérieur de l'abcès en y seringuant de l'eau-de-vie, et je considérai alors l'animal comme guéri.

Le lendemain, je l'envoyai chez un de mes amis pour le faire travailler pendant quelques jours au labour; il y fut dix jours; je le vendis ensuite 300 fr. à M. Risbourg, négociant à Bouchain.

42me OBSERVATION.

Un cheval d'une valeur de 75 fr. environ, affecté d'un rhumatisme au membre postérieur gauche, qui l'obligeait à le tenir levé lorsqu'il était au repos (mais bon pour le travail), appartenant à M. Alexandre Caudemont, meunier à Hordain, eut une bleime au quartier externe de la jambe rhumatisée, et, à la suite de cette bleime, un javart cartilagineux se déclara. Quoique ce cheval ne valut pas la peine d'être traité, M. Caudemont se décida néanmoins à l'envoyer chez moi, parce qu'il n'avait à prendre patience que pendant une quinzaine de jours, et que je ne demandais rien pour mes honoraires, l'animal étant de peu de valeur.

Une fistule profonde se faisait remarquer au milieu du cartilage. La suppuration était épaisse, grumeleuse, abondante; des injections furent faites avec le topique, tous les jours, pendant dix-sept jours. Après ce laps de temps, comme il sortait beaucoup de sang à la suite des injections, et que je devais nécessairement cesser d'injecter la mixture, je pris le parti de le renvoyer pour le faire travailler, recommandant seulement de tenir la plaie bien propre, car je pensais bien que ce moyen suffirait pour amener la guérison avec le temps, attendu que la carie du cartilage ainsi que le tissu cellulaire infiltré qui l'entoure et tapisse la fistule n'existaient plus. Le sang qui sortait après les injections provenait des bourgeons charnus qui se forment indispensablement pour remplir le vide ocasionné par la portion cariée, éliminée. La mixture, arrivant sur ces bourgeons à l'état vif, déterminait cet écoulement.

Mes prévisions furent confirmées, le cheval guérit parfaitement en travaillant.

J'avais l'intention de ne donner que quarante-deux observations, afin d'être conséquent avec mon prospectus, mais un cas tout récent et digne du plus grand intérêt s'étant présenté, je ne puis me dispenser de le faire connaître.

Dans le courant du mois d'août, en 1846, j'étais chez M. Coez, maire de la commune d'Abscon, à l'effet de prendre les mesures indispensables de police sanitaire concernant un troupeau de moutons atteint de la clavelée. Son frère, cultivateur et fabricant de sucre au même lieu, s'y trouvait, et me pria d'aller chez lui, pour visiter un cheval atteint d'un mal de pied, depuis très long-temps. Il me fit voir une jument ayant un javart cartilagineux au côté externe du pied antérieur gauche, un fort gonflement existait à la couronne, non seulement du côté malade, mais aussi à la partie antérieure; une large plaie se faisait remarquer sur toute la région du cartilage, toute la peau à cet endroit était tombée, et plusieurs fistules, dont l'orifice était surmonté d'un bouton noirâtre, s'y faisaient remarquer. Il s'écoulait de cette plaie une quantité considérable de synovie, qui se coagulait sur l'appareil aussitôt après sa sortie. La claudication était grande, la bête souffrait horriblement. Tous ces ravages avaient été occasionnés par un traitement mal entendu, tels que l'emploi des caustiques de toutes espèces.

Quoique j'eusse réussi dans un cas semblable, en employant la mixture, ainsi qu'on a dû le remarquer dans ma dix-septième observation, je n'osai la prescrire.

Voici le traitement que j'indiquai : 1° Vous mettrez le cheval à la diète ; 2° deux fois le jour, vous lui ferez prendre un bain de pied dans un seau rempli d'une décoction de mauve et de graines de lin, pendant le plus de temps possible ; 3° après le bain, vous le ferez marcher tant bien que mal, et malgré lui s'il le faut, le pied nu à une distance de cinquante mètres, et plus s'il est possible, pour forcer l'animal à s'appuyer sur le pied malade, afin de solliciter la synovie à sortir, même par jet, de l'articulation ouverte (1) ; 4° vous ferez, après la promenade, des injections dans toutes les fistules avec un mélange à partie égale d'eau-de-vie et de vinaigre ; 5° enfin, vous recouvrirez la plaie avec un fort plumasseau trempé dans le même mélange, et maintenu par une bande fixée légèrement

Quatre jours après, je fus revoir mon boiteux, il allait beaucoup mieux, l'épanchement synovial était considérablement diminué ; j'or-

(1) Si je conseille de faire marcher une fois tous les jours, même malgré lui, s'il le faut, un cheval atteint d'une plaie pénétrante d'articulation, avec écoulement de synovie, c'est afin de la faire sortir de l'articulation ouverte ; car j'ai remarqué que ce liquide, par son séjour, devenait irritant et entretenait le mal. J'emploie ce moyen dans toutes les plaies pénétrantes d'articulations avec avantage.

donnai, comme on le pense bien, la continuation des mêmes moyens. A ma troisième visite, après dix jours environ de traitement, la synovie avait cessé de couler, l'inflammation était presque nulle, il restait seulement à la couronne une forme assez volumineuse, n'empêchant pas trop la marche de l'animal, puisque, quelque temps après, on le fit travailler.

Quoique le cheval eut repris son service, environ six semaines après, la boiterie devint plus forte, et on fut obligé de le laisser en repos; on me fit appeler de nouveau, j'observai qu'il existait près du biseau une crevasse transversale, et dans le fond une fistule laissant échapper un pus laiteux et filant; je conclus qu'il y avait carie du cartilage, j'ordonnai de faire des injections avec la mixture. Dix jours de traitement suffirent pour que l'animal fût guéri.

Voilà, je pense, des observations qui ne laissent aucun doute sur l'efficacité du traitement que j'emploie, et tous les vétérinaires devront y avoir recours, puisque, dans tous les cas, il a été couronné de succès.

Cependant, s'il arrivait que ma méthode, pour guérir le javart cartilagineux en quinze jours, ne réussît point dans certains cas, entre les mains de quelques vétérinaires; que, partant, ils se vissent obligés d'en venir à l'opération, et que, pour cette raison, on vînt soutenir que mon procédé est, non pas mauvais, mais seulement applicable dans les cas qui ont peu de gravité, je répondrais que cinquante-un chevaux furent traités et guéris par moi, à l'aide de ce procédé; que, dans le nombre, il y en avait beaucoup d'atteints à un degré tel que, pour tout autre vétérinaire, l'opération était devenue indispensable, puisque, ainsi qu'on a dû le voir, plusieurs de ces chevaux avaient le pied disposé à la subir; pourquoi donc n'en serait-il point de même quand ma méthode sera mise en usage par d'autres? C'est qu'on ne l'emploierait point convenablement.

Je vais citer un fait qui, fort heureusement,

s'est passé sous mes yeux, car mon moyen eut été condamné, et l'opération reconnue absolument nécessaire, si je n'y avais été présent.

Le lecteur a dû remarquer, en lisant ma neuvième observation, comment M. Huart, vétérinaire à Valenciennes, a connu le remède que j'emploie pour guérir le javart cartilagineux, remède que depuis lors il a mis en usage plusieurs fois avec succès.

Un jour, étant chez lui, il me fit connaître qu'il avait traité, par mon moyen, un cheval atteint d'un javart cartilagineux, appartenant à Mme veuve Bury, aubergiste et loueuse de voitures à Valenciennes; que ce cheval avait été guéri en fort peu de temps; qu'après sa guérison, on l'avait conduit chez un cultivateur de Raismes, pour le faire travailler au labour, mais que le mal venait de reparaître; qu'on avait été obligé de le ramener à Valenciennes, qu'il l'avait vu deux ou trois fois depuis sa rentrée, et qu'il ne voyait point d'autre moyen pour le guérir que l'opération. Les entraves étaient préparées, et la propriétaire prévenue que l'opération devait avoir lieu dans la matinée. M. Huart me dit : J'espère que vous allez m'aider, puisque l'occasion veut que vous soyez ici.

Nous allâmes visiter l'animal, et nous reconnûmes, en effet, que la carie du cartilage existait au côté interne du pied antérieur gauche. Deux fistules s'y faisaient remarquer, une au milieu, près du biseau, et l'autre au tiers postérieur ; toute la région tendineuse du membre, le boulet, ainsi que la couronne du coté interne, étaient engorgés, chauds et douloureux, la boiterie forte. Je déclarai à mon collègue et à Mme Bury que le cheval était guérissable, par le même moyen qu'on avait employé en premier lieu, et que je ne voulais aucunement que l'opération fût pratiquée, puisque j'en avais déjà guéris plusieurs affectés à un degré d'intensité aussi grand que celui que nous avions sous les yeux. Mon opinion prévalut ; j'ordonnai d'employer d'abord les bains et les cataplasmes émolliens, pendant quelques jours, et de faire ensuite des injections avec le topique.

J'eus occasion de revoir M. Huart, qui me fit connaître que le cheval était guéri on ne peut mieux.

On appréciera maintenant que cette découverte est appelée à rendre des avantages immenses, puisqu'un cheval atteint d'un javart cartilagineux ne sera plus considéré comme ayant l'affection du pied la plus dangereuse, attendu qu'après huit, quinze ou vingt jours au plus, il sera parfaitement guéri, et sans jamais conserver aucune diformité du pied; bien plus, dans le plus grand nombre dea cas, l'animal qui en sera atteint pourra continuer de travailler au pas, par le beau temps.

Pour faire mieux ressortir les services que ce procédé nouveau rendra aux propriétaires de chevaux, il suffit de rappeler comment les choses se passaient quand un animal était affecté d'un javart cartilagineux. S'il ne boitait point trop, on le faisait travailler, lorsqu'on en avait grand besoin, sans lui opposer aucun traitement; mais quand venait le moment où l'affection était plus grave, on le laissait à l'écurie, et on employait alors la cautérisation actuelle ou potentielle, et presque toujours sans résultat satisfaisant; au contraire, le plus souvent l'altération, devenant plus intense, on était obligé d'en venir à l'opération; les deux ou trois mois que l'on avait dépensés étaient conséquemment perdus. Il n'était pas rare de rencontrer des animaux boiteux pendant cinq et même six mois pour cause de javart.

Et, pour dire toute ma pensée à cet égard, c'est que beaucoup de vétérinaires reculent encore devant l'opération, soit parce qu'elle demande trop d'attention et de dextérité pour être bien éxécutée, soit parce que le vétérinaire, qui se trouve quelquefois trop éloigné de son malade, craint de ne pouvoir faire tous les pansemens en temps opportun, soit parce que, dans certains cas, étant obligé d'opérer de la main dont il n'a point l'habitude de se servir, il craint de manquer l'opération, soit enfin parce qu'il arrive très souvent que la guérison se fasse attendre long-temps, quoique l'opération ait été bien faite, ou que le pied opéré reste difforme, malgré tous les soins qu'on y a apportés; toujours est-il qu'il arrive fréquemment que l'animal atteint d'un javart cartilagineux demeure boiteux pendant plusieurs mois avant d'être opéré. La preuve, c'est que j'ai guéri, ainsi qu'on l'a vu dans mes observations, plusieurs chevaux, boiteux depuis six mois, quoique traités par de bons vétérinaires.

Mais, ce n'est pas tout; le plus grand avantage que ma méthode procurera, ce sera aux voituriers ainsi qu'aux cultivateurs qui ont peu de fortune, n'ayant que des chevaux d'une valeur très minime, et plus sujets que les autres, par défaut de soins, à cette sorte d'affection. Quand l'un de ces chevaux était atteint d'un javart cartilagineux, le vétérinaire consulté déclarait que la valeur de l'animal n'était point assez grande pour qu'il fût traité; on était alors obligé d'en faire le sacrifice. Cependant, cet animal faisait peut-être toute la ressource de son maître; mais force était de suivre ce sage avis, attendu que la science vétérinaire ne possédait point de moyen tout à-la-fois plus sûr et plus économique que l'opération.

Aujourd'hui, à ma grande satisfaction, il n'en sera plus ainsi; tous les animaux solipèdes, quelle que soit leur valeur vénale, pourront être traités par mon procédé, puisqu'il n'entraîne que très peu de frais.

Les jeunes vétérinaires, principalement, trouveront un grand avantage à guérir le javart en si peu de temps, par la raison qu'il arrive fort souvent, dans la pratique, qu'à la suite du traitement d'une bleime, d'une seime, d'un javart encorné, d'un clou de rue pénétrant, même d'une piqûre, qui a duré deux mois et plus, un javart cartilagineux se déclare; le propriétaire de l'animal, déjà fatigué du long traitement qu'a exigé l'une ou l'autre de ces premières affections, témoigne alors l'ennui qu'il éprouve de le voir aussi long-temps boiteux, et c'est avec beaucoup de peine qu'on le décide à faire les frais nécessaires pour guérir le javart survenu. Il ne prend pas garde que ce sont deux affections distinctes à traiter qui se sont succédées; son seul raisonnement, c'est qu'il y a assez de temps que son cheval est boiteux, et si celui-ci n'est pas d'une grande valeur, il est abattu. Par mon procédé, au contraire, ces inconvéniens, difficiles à supporter dans la pratique, n'arriveront plus, puisque l'animal pourra être guéri en peu de temps, quelquefois même en travaillant.

www.ingramcontent.com/pod-product-compliance
Ingram Content Group UK Ltd.
Pitfield, Milton Keynes, MK11 3LW, UK
UKHW021542260726
13993UKWH00002B/589

9 782329 305653